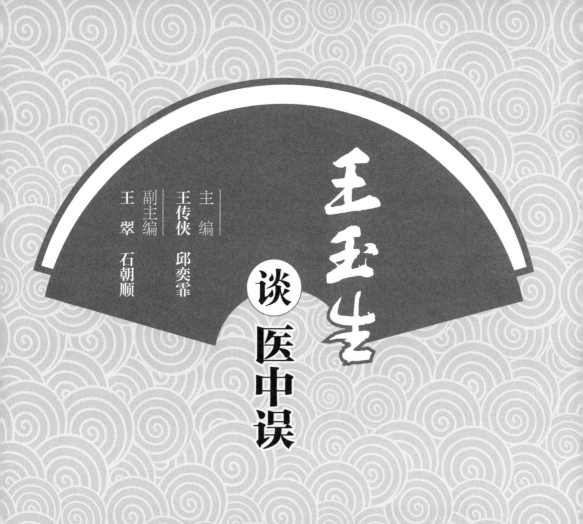

王玉生谈医中误

主编　王传侠　邱奕霏

副主编　王翠　石朝顺

学苑出版社

图书在版编目（CIP）数据

王玉生谈医中误 / 王传侠, 邱奕霏主编. -- 北京：
学苑出版社, 2021.8

ISBN 978-7-5077-6239-6

Ⅰ.①王… Ⅱ.①王… ②邱… Ⅲ.①中医临床—研
究方法 Ⅳ.①R24-3

中国版本图书馆CIP数据核字(2021)第169245号

责任编辑：付国英
出版发行：学苑出版社
社　　址：北京市丰台区南方庄 2 号院 1 号楼
邮政编码：100079
网　　址：www.book001.com
电子信箱：xueyuanpress@163.com
电　　话：010-67603091（总编室）、010-67601101（销售部）
印 刷 厂：德州天祥印刷有限公司
开本尺寸：787×1092　1/16
印　　张：12.75
字　　数：215 千字
版　　次：2021 年 9 月第 1 版
印　　次：2021 年 9 月第 1 次印刷
定　　价：68.00 元

自 序

在初入中医大门时，我就特别喜欢清朝程国彭所著的《医学心悟》，其中的"医中百误歌"更是令我爱读有加，至今仍会背诵几篇。在后来的中医教学中，我也常对学生们讲：如果背熟"医中百误歌"，就能指导我们对中医基础理论的学习，并会提醒我们避免后来在医疗工作中的失误。时至今日，在繁忙的中医临床工作中，我也常常会联系到歌诀内容。"医中之误有百端……医家误，辨证难，三因分证似三山……"，这时时刻刻提醒我们在诊治患者时，要认真辨证，以防医疗中的错误。歌中的"医家误，失标本，缓急得宜方是稳，先病为本后为标，纤悉几微要中肯"则要求我们要分清标本缓急，以制定先标后本或标本同治的治疗大法。我在几十年的临床工作中，已深深体会到此歌诀对自己临证辨治起到了极大的协助作用。

古往今来，医患双方共同的期盼就是怎样解除患者的痛苦，尽快将病治愈。但医生并非是治一个好一个的神仙，即使水平再高的医生也有治不好的病例。如何提高治愈率、减少治疗失误的出现是我们医者共同努力的方向。经诊治而未有效果的疾病，原因是多方面的。病情危重是其一；医者的医疗水平低下是其二；四诊方面某一个环节有疏漏，失去辨证依据是其三；辨证不清，没有找到正确的治疗方向是其四；辨证正确但没有制定好正确的治疗原则为其五；辨证、治则皆正确，但没有选好方剂和药物是其六；还有一种不常见，即所谓运用西医诊断、中医治疗，这已失去基本的中医诊治原则，是其七。

如何去防范诊治过程中各方面的失误，需要我们认真思考。我认为，学习好中医基础理论，熟悉所应用的方剂药物、诊病（包括四诊）认真、辨证准确、用药恰当，这是必须的。另外，我们也可以借鉴程国彭的精神，这正是他在《医学心悟》序言中所说的："而更加博览群书，沉思力索，以造诣于精微之域，则心如明镜，笔发春花，于以拯救苍生，而药无虚发，方必有功。"

　　针对中医临床常见的各种失误，作者择其要，并结合自身经验，整理了四十种临床易出现的错治误治案例，以提醒临床工作者尽量避免失误，从而增强治疗效果。书后列有程氏"医中百误歌"并做了简单的语译，最后再附上作者的"王玉生新编医中百误歌"。

　　全书内容不算深奥，唯愿能为众同道在医疗中起到点滴引路之用。愿医者均能审证详准、投药实发、济世救人。是为吾意。

王玉生于北京天坛临居

2018年7月10日

目　录

一、少寐：误用酸枣仁

中医临证中可见到以少寐为主的单独病证，很多时候又是挟杂内、外、妇科等多种疾病中的一症状。凡是遇少寐，多以酸枣仁十几克或几十克配合在处方中以图养心安神，促其入寐。如果应用恰当，会起到好的效果；如果辨证不清，误用酸枣仁，还会起到相反的效果。经辨证属于单独的心脾两虚、心胆气虚、心阴虚、肝阴虚、肾阴虚或心肾不交证型中出现的少寐，皆可在处方中应用酸枣仁治疗。如遇到舌苔白腻或黄腻，或有外湿盛，或有内湿盛的证型中有少寐者，皆不可应用酸枣仁。以下两则病案皆说明不用酸枣仁亦可治愈少寐。

病案1：

王某，男，47岁，2008年10月6日就诊。

失眠两个月。两个月前因患乙型肝炎而住某市级医院23天，肝功正常后出院已16天，仍入寐困难。

诊时，每日最多入睡两个小时，周身无力，不欲饮食，右肋下胀痛，常食后胃脘胀满，时有恶心，口中无味，大便干，2日一次，小便黄，舌苔黄腻，脉弦，查肝功正常。

病机：肝郁犯胃，中焦湿热。

治则：疏肝和胃，清化湿热。

处方：郁金12克，香附12克，佛手12克，虎杖15克，茯苓15克，薏仁20克，木香10克，砂仁5克，枳壳12克，竹叶12克，大黄10克，半枝莲30克。

水煎服，日一剂，6剂。

2008年10月13日：药后食欲有增，他证皆减，入寐较前好转，仍大便干，2日一次，舌苔黄腻，脉弦。原方大黄改15克，枳壳改15克，继服10剂。

2008年10月25日：药后各症明显减轻，饮食如前，每日入寐达5个小时，二便正常，前方继服10剂。

2008年11月8日：药后入寐已每日6个小时，他症消除，饮食如常，舌苔薄白，脉弦。嘱再以香砂养胃丸善后。

病案2：

叶某，女，49岁，2007年3月2日就诊。

少寐半年，患者自述近半年来不明原因入睡异常困难，经常后半夜2点也不能入睡。近年来每晚必口服安定片后，方可入睡5个小时，否则可谓彻夜不眠。前几天朋友告诉，服用天王补心丹治疗失眠有效，于是每日服3次，每次1丸，晚睡前又加服1丸，可服后入睡更不如前几日。

诊时，每日入睡仍极难，现每天下午及晚上双下肢沉重无力，饮食正常。时有腰背酸痛，月经后期，每向后推迟10～20天，经前双乳房胀痛，第一天有血块，腹痛不重，但腹部坠胀严重，行经3天，血量较前减少，平时白带多，时白色时黄色，每日早晨外阴部痒，大便正常，小便正常。舌苔白腻，脉沉。

病机： 湿热下注，清阳不升，心神失养。

治则： 清化湿热，回升清阳，安神镇静。

处方： 山药20克，莲子肉20克，苍术12克，黄柏12克，薏仁20克，茯苓15克，泽泻15克，猪苓15克，香附12克，通草10克，车前草20克，党参12克。

水煎服，日一剂，6剂。

2007年3月9日：药后入眠较前好转，白带、阴痒减轻，前方加大黄6克，8剂。

2007年3月18日：药后白带明显减少，阴痒消除，已停服安定，能入睡5个小时左右，以前方再服8剂，隔日服1剂。

【体会】

1. 以上两案治疗失寐证并没有应用酸枣仁，却皆能病去而眠安，说明了审因辨证的重要，所以绝不可一遇到失眠证即应用酸枣仁。

2. 案1为肝郁犯胃、脾虚湿盛所致的失寐证，这正是《素问·逆调论》篇所说的"胃者，六府之海，其气亦下行，阳明逆，不得从其道，故不得卧也。下经曰：胃不和则卧不安，此之谓也"。所以和胃健脾化湿，胃脘胀满、少食恶心、口干等症祛而入寐已安，方中并没有用酸枣仁也同样取效。

3. 案2为什么服用天王补心丹不但没有解决失眠，反而让病情加剧？其病湿热下注为主因，致清阳不升，心神失去调摄。天王补心丹是补心阴药，方中酸枣仁更是酸敛助阴，这阴湿加润养之助，岂不使入寐更难？

4. 治疗失眠证，凡遇到湿热内蕴、痰湿内阻、脾虚湿盛、痰热蕴结、水湿内停等阴湿过盛者，皆不可应用酸枣仁，因酸枣仁味酸能收敛助阴致湿浊内蕴，势必造成失眠更重。

5. 根据治病求本的原则，对因湿浊内蕴或水湿内蕴所致失眠者，应先治湿浊或者水湿，或者治湿浊的同时，加用镇心安神药，如龙骨、生牡蛎、珍珠母，待湿浊祛除，方可应用酸枣仁等养心安神。

二、崩漏下血：误用炭类药

崩漏是妇科常见的月经病，如果是经血非时暴下不止者称为崩中，几天淋沥不止者称为漏下。有时大量出血，有时又淋沥不止，对这种经血时崩时漏者则常称为崩漏下血。此病首见于《素问·阴阳别论》"阴虚阳搏谓之崩"，张仲景在《金匮要略·妇人妊娠病脉证并治》中说："妇人有漏下者。"隋朝巢元方在其《诸病源候论》中分别述及了"漏下候""崩中候""崩中漏下候"，并明确阐述曰："忽然暴下，谓之崩中""淋沥不断，谓之漏下"。本病要与一般的月经不调、早孕后的宫外孕、胎漏、产后出血、癥瘕等器质性病变出血相鉴别。

崩漏下血的病因较为复杂，证情也多变，所以必须在认真辨证的情况下治疗，绝不可一见到出血就一味止血。要先查出血的病因，辨其出血的时间、量、色、质的改变，同时参考全身症状及脉象、舌质、舌苔的变化。本病多见于实热证、虚热证、肾阴虚证、肾阳虚证、脾气虚证、肝气郁证、血瘀证。前五种证型在治疗病源的同时，可以配合止血的炭类药；后两种证型如再配用杜仲炭、艾炭等炭类药去止血，反而会使瘀血更甚，形成瘀血不能去、出血不止、新血不生的败局。

病案1：

秦某，女，22岁，2012年6月30日就诊，北京市学生。

漏血不止三个月。在英国多年，三个月前回国后，可能是环境的改变，同时因经期参加文化考试，压力过大所致，中西药治疗未效。

诊时仍然漏血不止，时多时少，近两天来血量少，但有少量血块，血色暗黄色，小腹隐隐作痛，时有腰痛、头晕、气短、手足凉、大便干。舌苔薄白，脉细缓无力。

病机：肾气亏虚，冲任失养，瘀血内停。

治则：补肾益冲任，祛瘀而止血。

处方：川断20克，寄生20克，当归15克，川芎15克，菟丝子20克，肉苁蓉12克，太子参15克，白芍15克，熟地30克，香附12克，桃仁12克，山药20克，莲子肉20克。

水煎服，日一剂，7剂。

2012年7月8日：药后漏血未止，已无血块，血色变红。他症明显减轻，前方去桃仁，加黄芪15克，7剂。

2012年7月16日：服上药三剂后血止，再以前方7剂。

2012年7月23日：药后各症消除，血止。再以前方7剂，隔日1剂。

病案2：

胡某某，女，48岁，山东省齐河县居民，2011年8月18日就诊。

漏血月余，因工作劳累，又加之生气着急、情绪不畅而致。某医院要求对其进行刮宫术治疗，本人拒绝，应用中西药治疗而未效。

诊时漏血不止，近两天来有增无减，血色暗黑，有血块，少腹胀痛，时有连及两胁胀痛，腰背痛，周身无力，头痛以头顶及后项痛重，时有头晕，饮食正常，二便正常。近半年来月经一直后期，推后10~18天，行经3~7天。舌质淡苔薄白，脉弦。

病机：肝郁脾虚，气滞血瘀。

治则：疏肝活血，调经止血。

处方：香附12克，枳壳12克，柴胡12克，当归15克，白芍12克，川芎15克，茯苓15克，白术15克，红花12克，郁金12克，续断20克，桑寄生20克，菟丝子20克。

水煎服，日一剂，4剂。

2011年8月21日：患者来电话说："服药3剂，漏血不但没有减少，反而出血更多，是不是药不对症？"我说："这是正常现象，是解除瘀血内停的办法，瘀血不除去，血流不会停止，不必害怕，继服3剂没问题。"

2011年8月24日：药后漏血量减少，血块有减，他证依然，再以前方加炒杜仲15克，熟地30克，7剂。

2011年9月4日：药后血块无，漏血明显减少，其他症状减轻，再以前方去红花、郁金，加太子参15克，继服10剂。

2011年9月15日：服上药6剂后，血已完全停止，其他症状明显减轻，但仍腰背痛明显。舌质淡苔薄白，脉弦，嘱再以逍遥丸、右归丸善后治疗。

【体会】

1. 崩漏属于现代医学的"功能性子宫出血"，西医多以止血药或子宫刮宫术治疗。中医辨证认为，瘀血内阻所致崩漏下血者在临床多见，其主症即下血兼有血块或腹痛，血块多是瘀血重，血块少是瘀血少。

2. 瘀血内阻所致崩漏下血，一定要诊其瘀血产生的原因。肝气阻而致瘀血，多见有腹痛，必有腹胀痛。感寒所致瘀血，多见有腹痛较重，得热则痛减。肾阳亏虚，冲任虚寒，气血不固而致瘀，多见腰酸背痛，周身畏寒。肝气郁所致要用疏肝理气药，感寒者则用温经药，肾阳亏虚者则以补益肾阳。以上证型如应用大量止血药只是治标不治本，或致出血会更增多。

3. 由瘀血所致的崩漏下血，万不可应用补气药，如人参、黄芪之类，更不可应用炭类止血药，如杜仲炭、地榆炭、侧柏炭等。用之漏血不会停止，反会使漏血加重。

4. 崩漏失血过多或是突然间大量失血，而出现极度血虚者，要取"有形之血不能速生，无形之气所当急固"的治疗方法，可急用独参汤或人参、黄芪共用急服。

5. 崩漏下血患兼有肾精亏虚者，血止后即应补肾固精，不然还会再次崩漏。因精血同源，补肾精即可达到固血之目的。

6. 由案1可见，下血不止的原因有二：一为肾气亏虚，二为瘀血内停，所以方中除补肾的川断、寄生、肉苁蓉外，另以四物汤补血和太子参、山药、莲子肉补脾，再应用桃仁、川芎、香附活血化瘀。方中并未应用炭类止血，同样本固标祛而血止。

案2可见，该漏血不止是肝郁脾虚、气滞血瘀所致，所以主以疏肝的柴胡疏肝散配合活血化瘀的红花、郁金。方中也没有应用大量的止血药，同样病祛血止。

从以上两病例来看，瘀血致漏血不止，瘀血不去则血流不止，欲止血则必祛瘀。

三、口干舌燥：误用麦冬、生地等滋阴

临床中常会遇到口干舌燥挟兼在某种主要病证之中，也有以口干舌燥为主症来就诊者。这种情况属于津液亏虚者不在少数，但不属于阴虚津亏者也屡见不鲜。经常会遇到患者述说口干舌燥严重，饮水也不能解决。凡属于肝胆火盛、肝胃阴虚、心火盛、心阴虚、胃火盛、胃阴亏、肺火盛、肺阴虚、肾阴虚或是外感燥邪所致的口干舌燥，在清火养阴的同时，加用麦冬、生地、沙参等滋阴药，可以阴助津生，使口干舌燥症状减轻。但是，肝胆湿热、痰火内蕴、痰湿阻肺、脾虚湿盛、膀胱湿热或外感湿邪等也会引起口干舌燥，在这些情况下，绝不可配用滋阴药，用之更会湿得湿助，使病情加重。

病案1：

周某，女，58岁，北京某大学退休，2012年11月9日就诊。

胃内灼热多年，胃病史10年，诊为"浅表性胃炎"，一直应用西药治疗，因高血压而一直服用降压药。

诊时：胃内灼热，近一年来加剧。食欲尚可，每食后胃内有灼热感，每天口干口苦，时恶心、呃气，两胁时有胀痛，颈部痛，大便2~3天一次，质偏干，舌质淡白，苔灰黑薄腻，脉弦。

病机： 脾湿盛化热，胃气升不降（嘈杂）。

治则： 健脾化湿，清热降逆。

处方： 太子参15克，炒白术15克，山药20克，莲子肉20克，砂仁5，黄连12克，吴茱萸2克，清半夏10，陈皮12克，木香10克，煅瓦楞15克，竹茹10克，茯苓10克。

水煎两次，日2次服，7剂。

2012年11月19日：药后胃内灼热、口干口苦明显减轻，再以前方加入香附12克，7剂。

2012年11月26日：药后各症基本消除，舌质淡白、苔薄白，脉弦。以前方去清半夏、茯苓，加花粉15克，石斛15克，麦冬12克，7剂，可隔日1剂。

按： 本案如只看胃内灼热，口干口苦，很可能误认为是阴虚火旺，但见舌苔薄腻一症，便知是湿热之象，所以用太子参、白术、茯苓、半夏健脾化湿，用左金配瓦楞子祛酸清热除嘈杂，陈皮、砂仁、竹茹和胃降逆，山药、莲子肉是化湿不伤阴、养阴不助湿的好对药，诸药合之则脾健胃和，津液得以上承，故诸证全消。从而可见，处方中并没有用生津养阴的麦冬、天冬等，同样口干口苦全消。三诊时，湿祛热清方可加入石斛、麦冬、花粉以护胃阴。

病案2：

柴某，女，21岁，北京市某国宾馆职工，2012年11月21日就诊。

胃脘胀痛两年，可能因饮酒所致。近一个月来加剧，近两年来时常胃脘胀痛，平时不敢多食，稍一食多则胀痛不舒。

诊时，仍每日胃脘胀痛，以胀为主，时隐痛。食欲可，但不敢多食及食凉东西，每日早晨口干口苦至中午，少寐多梦，月经周期正常，经前双乳房胀痛，近半年来，月经量少，行经3天即净，二便正常，舌苔薄白，脉沉细。

病机： 肝郁脾虚，胃气不和。

治则： 疏肝健脾，和胃止痛。

处方： 当归15克，白芍15克，柴胡12克，云苓15克，炒白术15克，香附12克，枳壳12克，佛手12克，太子参15克，砂仁5克，川芎12克，薄荷12克，陈皮12克，甘草10克。

水煎两次，日两次服，7剂。

2012年12月3日：药后胃脘胀痛、口干口苦完全消除，仍以前方

7剂，隔日1剂。

按： 肝气郁结，脾虚湿盛，胃失和降，同样会造成口干口苦，所以肝郁脾虚为本，阻滞津液上承致口干口苦却是标，根据"治本求源"的原则，本除标会消，可见本案治疗得当，方会药到病除，方中也未有补津助液的麦冬、天冬之类，同样有效。

【体会】

1. 口干口苦舌燥除津液亏虚以外，气血瘀滞而阻滞津液上承亦是其因之一，湿痰内阻、湿热内蕴阻滞津液上承是其因之二，气虚无力运化水津上承是其因之三，所以临证遇到口干舌燥口苦绝不可一律看作津液亏虚。

2. 诊其口干舌燥之因，重点要观舌苔，舌质红少苔，是阴虚有热，苔少或花剥舌是为阴虚，光舌无苔是胃阴大亏，如果舌质色正常而苔黄腻、白腻或薄腻，即是湿盛或湿热，非津阴亏虚。

3. 为什么湿浊、湿热不论是产生在何脏何腑，皆会出现口干舌燥呢？这一点必须搞清楚。此种湿邪多属体内的内湿，无论是有形的痰湿，还是无形的湿浊，皆会阻滞气机的正常上输下达，体内津液即会被阻滞，上不能达口腔，下不可达二阴。所以凡遇湿邪所致的口干舌燥，若应用滋阴之药，更会雪上加霜，使症状加重。

4. 临床上常会遇到既是阴虚之体或某个脏器是阴虚但又有湿浊内阻者，化湿会伤阴，滋阴会助湿。二者同时存在这是摆在我们医者面前的难题。但掌握二者的轻重关系，或是先化湿邪后养阴，或是先养阴后治湿，或者应用化湿不伤阴、养阴又不助湿的山药、莲子，则会达到良好的治疗效果。

四、便秘：误用大黄泻下

便秘是中医学中的一个病证，但常常又是挟夹在其他主证中的一个症状。不管是哪一种，凡遇到便秘不可以不加辨证地应用大黄泻下，尤其是在某一病证中兼有的便秘者更不可误用大黄泻下。这和中医理论中的泻下法完全不同，例如应用泻下法阳明腑实的大承气汤证和宿食内积的枳实导滞散证等。单独的便秘病证，根据《中医内科学》中的辨证类型，热秘、气秘皆应用泻下法，可以用大黄。如果是因某脏腑的气虚、血虚或津液亏虚导致的便秘，如误投以大黄泻下通便，不但不会取效，反而致便病情加重。

病案1：便秘补肺气案

董某某，男，66岁，北京市某大学退休职工。2012年9月26日就诊。

排大便困难两年，近月来加剧，近两年来不明原因，大便排出越来越困难，应用润肠中药及开塞露外用等办法皆无效果。经做肠镜检查，未查出器质性病变。

诊时，仍大便排下困难，每次30分钟左右。即便排到肛门边，也异常费力才能排下，便质不干，还稍稀薄，每2~4日一次。饮食正常，活动后腰痛，但痛不重，平时只有腰酸（拍片诊为腰间盘突出），双下肢麻木时痛，小便正常，舌质胖大边有齿印，色淡，苔薄白，脉沉缓无力。

病机： 肺气亏虚，大肠失养，推便无力。

治则： 补肺气助肠气。

处方： 黄芪15克，太子参15克，生白术15克，生山药20克，莲子肉20克，炙甘草10克，茯苓15克，木香10克，砂仁5克，陈皮12克。

水煎2次，日服2次，先取4剂，以观疗效。

2012年10月3日：药后排大便功能稍有好转，脉舌同前，前方黄芪改25克，他药同前，7剂。

2012年10月11日：药后排大便较前已通畅，仍以前方，黄芪改40克，7剂。

2012年10月19日：共服上药25剂后，排大便已经基本正常，日排便一次。舌体仍胖大，色淡、苔薄白，脉沉缓无力。为巩固疗效，再以前方7剂，隔日服1剂。

按：从以上症状看：舌体胖大、色淡，脉沉缓无力，大便不干结却为稀薄，可以诊为气虚。是何脏腑气虚，我们必须辨清。该患者虽有腰痛及双下肢麻痛，是腰间盘突出而致，没有其他肾虚症状，所以肾气虚可以排除，再其次又没有心、脾、肝脏症状，所以定为肺气虚。为什么为肺气虚呢？因肺在五脏六腑最上，称为"华盖"，为水之上源，又和大肠相表里。肺气虚，同时会导致大肠气虚，大肠气虚导致排便功能无力而出现这种气虚便秘。

处方中的黄芪、太子参为君主补肺气，又配合白术、茯苓、炙甘草为臣，合太子参为四君子汤以健脾，取以土生金，还是补肺气，莲子肉、木香、砂仁为佐，同时健脾和胃以助肺气。这样肺气得充，大肠气得助，而行推动大便之功，所以服药25剂而病愈。

初诊只用黄芪15克，服用4剂观察疗效，果然对症，所以后来黄芪逐步加至40克，这样达到了"尖兵初探，大军压境以取全功"。

病案2：便秘补阴案

李某某，女，42岁，黑龙江省佳木斯人，2014年11月11日就诊。近3年脱发严重，记忆力明显下降，周身无力，性情急躁易怒，时时头痛头晕，耳鸣，月经周期正常，血量多，经前双乳房胀痛，大便3~5天一次，便干，小便正常，舌尖红苔薄白，脉沉细无力。

病机：肾阴亏虚，虚火内盛。

治则： 补肾阴，降虚火养发通便。

处方： 山萸肉20克，炒山药20克，熟地30克，泽泻10克，丹皮10克，茯苓15克，当归30克，川芎20克，炒白芍15克，香附12克，佛手12克，柴胡12克，龟板（先煎）30克。

水煎服，15剂。

2014年12月2日复诊：药后各症明显减轻，大便日排一次。

按： 本患者就诊是想解决脱发严重的问题，便秘3~5天一次，即便秘，只是本病中的一兼夹症。从脉症分析是明显的肾阴虚火旺证，肾中元阴能充实诸脏之阴，肾又主二阴，肾阴虚火旺，又进一步灼伤津液，所以向上不能荣养头发，下不能荣养大肠，造成肠燥便秘。这样如用大黄泻下，势必大黄苦寒更伤其津液，所以只能使肠中津充润便后才可排泻，因此本方重用了当归，一则养血，二则润肠方可便下。

【体会】

1. 中医多将大便秘结分为阳结与阴结，阳结为实证，阴结为虚证，总以寒热虚实四个方面概括，虚秘主要分为气虚、血虚、阴虚、阳虚，案1即是气虚证便秘两年，多法治疗不愈，以补肺气为主，治疗25天而病愈。大便干燥者为阴虚，大便不干反而稀薄者为阳虚、气虚，所以气充便排而收功。案2是肾阴虚肠燥便秘，所以不可用大黄泻下，补肾肠得润而便下。

2. 气虚便秘，补气助肠推动之力是为治疗大法。

3. 大便秘结多数和脾的运化功能有关系，所以治疗便秘时结合健脾气以助运化功能，或健脾和胃法一块用，对治疗便秘有一定帮助。

4. 气虚、阳虚便秘，是大肠运便无力而致，如果应用大黄会更寒凉耗气伤阳。阴虚、血虚便秘，是肠失滋润而致，如果应用大黄会苦寒伤阴耗血。所以辨证属气虚、阳虚、阴虚、血虚致便秘不可误用大黄。

五、炎症：误用清热解毒药消炎

炎症是西医学中的一个广义的病理名称，各种不同带"炎"的病证极其广泛，可发生在内、外、妇、儿、皮肤等各种的疾病中。从西医中的病情方面来看，有常常发病几天，几十天的发生在血管反应和白细胞反应的急性炎症、可持续发病几十天甚至数年连绵不断的炎性反应的慢性炎症。从致病因素来分，可分细菌性炎症、病毒性炎症、支原体、衣原体炎症等。从这些各种类型不同性质的极其复杂的炎症治疗方面来看，西医也不是千篇一律的应用抗生素去消炎治疗。何况是我们应用中药去治疗。"炎"字虽然是火上加火、是火热之意，但这西医当中各种不同的炎症，绝不是一律地采用寒凉性的清热解毒药去应对的，所以我们必须在中医辨证的前提下合理的去治疗。再者如遇到正气极其亏虚的病证，我们还有扶正祛邪的治疗大法，如应用过于寒凉，势必造成伤正、邪不能祛的被动局面。即便需要寒凉清热药治疗，还必须分清是应用清热泻火、清热燥湿或是清热解毒的不同。由此可见，西医诊断的某某炎症，我们应用中医中药治疗，只是一种参考而已。

病案1：

李某，男，48岁，北京市某公司员工，2016年4月11日就诊。

少食胃胀4年，胃镜诊断慢性浅表性胃炎，幽门螺旋杆菌，经服用西药及中成药、中药煎剂未效。刻诊，欲食但不能多食，稍一吃多则胃脘胀满，时有微痛并伴腹泻，怕食凉食、硬食及辣食，近一年消瘦3公斤、口干无味、大便日2~3次，大便时有不成形，舌质淡白、苔薄白、脉沉细无力。

病机： 脾胃气虚、运化无力。

治则： 健胃和胃。

处方： 太子参15克，炒白术20克，姜半夏10克，陈皮12克，木香10克，砂仁5克，炒枳壳12克，炮姜10克，云苓15克，炒山药12克，莲子20克，菟丝子20克，炙甘草10克。

水煎服，14剂。

2018年4月28日复诊：药后进食增强，大便日一次。前方加炒麦芽15克，14剂。

2018年5月18日复诊：药后已能正常饮食，各症消失，大便正常、舌质淡苔薄白。

以前方再服14剂。

病案2：

程某，女，52岁，北京市退休工人，2017年10月25日就诊。

咽喉干痒三年，近年来加重，曾去几个医院诊治，诊为"慢性咽炎"。服用几次消炎药、金嗓子喉片、清热解毒等药皆无效。

刻诊：咽喉干痒，时有微痛，并时常自感咽下物梗阻塞，咽之不下，咯之不出，每早起床后吐痰色白，饮食正常、二便正常，舌苔薄腻、脉弦有力。

病机： 内湿郁结。

治则： 化湿理气。

处方： 泽泻15克，猪苓15克，炒白术20克，茯苓15克，桂枝8克，厚朴12克，半夏20克，薄荷12克，浙贝15克，苏梗10克，射干10克，甘草10克。

水煎服，7剂。

2018年11月3日复诊：服药后咽喉痒干，如物阻塞感明显减轻，近3天大便干，2日一次。前方加瓜蒌30克、火麻仁12克，7剂。

2018年11月12日复诊：患者自述，本次服药后第4天咽喉干痒、如物阻塞感即消失，大便正常，以前方继服7剂。

病案3：

贾某某，女，77岁，2012年1月5日就诊。

咳喘八年，近月来加剧。每年冬春两季连续咳嗽，近两年来咳嗽维持时间更长，久经中西药治疗效果不显著。X光片显示：两肺纹理增多，诊为"慢性气管炎"。

现咳嗽、气喘，活动后加剧，有时夜不能平卧，吐痰色白，时腰痛，食欲可，大便2~3天一次，苔薄白，脉弦。

病机： 肺气虚不敛，脾气虚生痰，肾气虚不纳。

治则： 补肺气，益脾气，纳肾气，化痰湿。

处方： 太子参15克，炒白术15克，炒山药20克，莲子肉20克，菟丝子20克，五味子10克，诃子肉12克，补骨脂12克，川断20克，桑寄生20克，百合12克，川贝母5克。

水煎2次，日2次服，7剂。

2012年1月13日：服药后咳嗽，气喘完全消失，吐痰减少，他症皆明显减轻，再以前方14剂。

2012年4月25日：见其家人说，现咳喘未复发，各方面良好。

按： 所用方剂是笔者自拟方"固本止咳喘汤"，以肺脾肾固本而定。方中五味子、诃子肉、太子参补肺气，肺气得敛，咳喘自然会止。山药、莲子肉既能化痰湿，又能滋养肺肾之阴，是化湿不伤阴、养阴不助湿的好对药。补骨脂、菟丝子、川断、桑寄生共同起固肾纳气之功。百合、川贝母二者一润肺阴，一化湿祛痰，为使药。诸药相合，共同起到了补肺敛气、健脾化痰、益肾纳气之功。

【体会】

1. 案1李某患慢性浅表性胃炎并有幽门螺旋杆菌，但从中医辨证诊为脾胃气虚，方中不但没有应用清热杀菌的清热药，反而应用了温中的炮姜，还有温性的姜半夏、菟丝子等，取得了很好的治疗效果。

2. 案2被西医诊断为"慢性咽炎"，应用西药消炎无效，应用清热解毒类中成药未效。如再应用清热类中药也不会对症，这病实际是我们中医所说的梅核气，所以应用化湿理气药，用后病得痊愈。方中亦没有应用一种寒凉清热药。

3. 案3 西医诊为"慢性气管炎"，中医辨证诊为肺、脾、肾三脏气虚，所以应用补益三脏之品。再加入收敛肺气之五味、诃子便会很快收功，其中无应用一种清热解毒药。

4. 西医诊断为炎症的病证必须合理应用中医辨证。凡有红、肿、热、痛，又诊见脉弦，或数或弦数或滑数者，望见舌质或红、舌苔或黄属热证者，可以选用清热类药物。但清气分热、清血分热，清热泻火、清热燥湿、清热解毒，一定要分清楚应用。

5. 如遇到气血极度亏虚，或某一脏器非常亏虚，西医诊断又是一种慢性炎症，则不能应用寒凉药以伤正气，可以采取扶正祛邪法，需先补气血，或补益某一脏器，以期达到正气充而邪气祛的目的。

六、发烧：误用寒凉药

发烧也称"发热"或"身热"，以发热为主的症证，也有很多是兼伴在其他病之中的一症状。西医按发烧类型分为生理性发烧和病理性发烧；按病的程度，37 ℃~38 ℃者为低烧，38 ℃以上为高烧，治疗有物理降温法、抗菌治疗法、发汗治疗法等。中医在古代在没有体温计的情况下，按发病机理来分：身热严重者为壮热，这多为实热证；身热不重按时发热，或上午，或中午，或下午发热者为潮热，这多为虚热证。从病因方面分为：外感发热及内伤发热，外感发热分外感风寒发热、外感风热发热、外感湿热发热、外感燥邪发热等。这复杂多变的发热，中医应在辨证的前提下去应对，绝不可一见到发热，体温升高，即应用寒凉药去清热。以下引用案例以说明：

病案1：外感风寒体温高验案

梁某，男，48岁，山东省德州市某科研所会计，1980年1月9日就诊。

发热两天，于日前感冒，经输液及西药治疗未效。诊时发热，体温39 ℃，一阵冷一阵热。昨晚服用中药半个小时后，周身发冷，脘腹痞闷，恶心呕吐，呈急性病容。整晚在床上辗转不安，呻吟不止，呕声频作，时吐出白色黏痰。询问其服中药前症状，患者说："昨日发冷较重，体温38 ℃，头痛身痛，鼻塞流清涕，无咽喉痛，二便正常，昨日请一中医诊治，服中药后病情更加严重。这把剩余的两剂中药带来，请查示一下是怎么回事。"观其所服中药，系金银花、连翘、大青叶、薄荷等清热解毒药。

病机：外感风寒，寒凉郁闭。

治则：辛温解毒，降逆温中。

处方：紫苏12克，陈皮12克，清半夏10克，干姜10克，黄芩10克，炙甘草10克，竹茹10克，大枣5枚。

水煎2次，日服2次，3剂。

1980年1月15日：患者前来告之，服第一剂药后病即去大半，3剂药服完后各症消除，现已完全正常。

按：此案例为因患者体温高而误诊为风热感冒应用辛凉清热药后的变证，出现了病情加重、体温更升高的情况，应用辛温之紫苏，加之温通降逆之干姜为主，使寒邪散、胃气和而病愈。

病案2：腑实内结身热案

胡某某，男，53岁，山东省平原县某汽车队职工，1980年7月就诊。

发热8天，因发热天天头痛而住某县医院内科病房，已住院5天，体温不但不降，反而上升至39 ℃左右，经换多种抗生素输液、肌注解热镇痛剂等药均未效，也未做出明确诊断。体温下午高上午低，但最低未低于37.8 ℃。

诊时患者头痛身热，口干口苦，欲食而不敢食，因食后胃脘胀满，恶心呕吐，小腹时有隐痛，小便黄，大便已7天未行，舌苔黄腻，脉数，体温39.2℃。

病机：阳明腑实。

治则：泄下通便。

处方：大黄15克（后入），枳实15克，厚朴15克，芒硝12克（后熔化）。

水煎1次，日1次服，2剂。

后来患者儿子来医院说，其父下午3时服药后，晚上7时即泻下大便两次，便量甚多。至半夜体温降至37.5 ℃，第二天体温降至正常，下午即出院回家。晚饭吃了一碗面条，整个腹部未再胀满疼痛。因体温正常，各方面良好，所以第二剂药未再服用。

按： 此证是明显的阳明腑实证，如果对这种高热患者只是清热解毒，或不间断地消炎治疗，大便不通，腑气被阻，郁而化火，怎能使体温下降？所以腑通便排，则会气散热消。

病案3：

孔某，女，59岁，山东省德州市某公司退休职工，2009年11月2日就诊。

身热月余，近10天加剧。自述可能因疲劳而致，经中西药治疗未愈。仍每日8时前后体温升高到37.5 ℃左右，最高可达到37.9 ℃，至下午5时热退。近来周身无力，不欲饮食，食后胃脘胀满，稍一活动则气短，大便日2～3次，小便夜间2～3次，舌苔薄白，脉缓无力。

病机： 脾气亏虚，虚阳外越。

治则： 补脾益气，固摄浮阳。

处方： 黄芪15克，炒白术15克，升麻5克，柴胡5克，太子参15克，当归12克，山药20克，莲子肉20克，砂仁5克，茯苓15克，炙甘草10克，陈皮12克。

水煎2次，服7剂。

2009年11月10日复诊：服上药后体温正常，各症消除，饮食增加，以补中益气丸2盒善后。

按： 脾胃气虚故不欲饮食、食后胃脘胀满；脾虚失去运化水湿功能，故出现大便日2~3次。脉症合参，诊为中气虚，宜补中益气汤加味，脾气得补，运化得安，外浮阳气也同时收敛，故而身热自除，方中加用山药、莲子肉、砂仁是助脾运又具有开胃进食之功。

【体会】

1. 案1是外感风寒而致的高烧39 ℃，前医只看体温高发热而投以寒凉之金银花、大青叶之类，雪上加霜，所以出现了病情恶化。可见本案体温高热是表面现象为标，外感风寒才是本，必须辛温散寒方可对症而病愈。

2. 案2是因阳明腑实燥结而身热，这种情况不论是应用寒凉药，或是温热药，还是西医的消炎药，很难起作用，只有腑气得通，体温才可下降。

3. 案3是因中气亏虚、虚阳外越导致的身热，应用补中益气汤加减而未投寒凉药服药7天即虚热退、身热消。可见治疗发热，绝不可只见体温升高即用寒凉药，必须在辨证的前提下，去应对各种虚实、内外不同的发热病症。

七、高血压：误用清肝泻火药

　　高血压是指以体循环动脉压（收缩压和/或舒张压）增高为主要表现的临床综合征。成年人正常血压为：收缩压＜140 mmHg，舒张压＜90 mmHg。我国成年人血压高于或等于140/90 mmHg者，即为高血压。轻者可没有自觉症状，但也有不少凡遇血压偏高时，即会出现头晕、头痛、耳鸣、失眠等症。

　　西医认为该病的病因有遗传、肥胖、饮食高钠低钾、社会心理等因素。中医则认为该病有肝郁湿热、肝火上炎、心火上炎、痰湿内阻等实证，还有气虚血瘀、精血亏虚、肾虚火旺、肝肾阴虚等虚征，另外还会有虚实相兼、几种类型相兼的情况，所以就不是一种肝火所致高血压所能概括的。如不属于火热之实证，而用泻肝泻火药肯定不对症。以下录有两则医案。

　　病案1：

　　安某，男、49岁，山西省榆林市人。2016年8月11日就诊。

　　2012年诊断为轻度脑梗，血压高时到175/110 mmHg，频发室性早搏，双下肢动脉软斑。刻诊：经常头晕，时有头顶阵痛，气短，胸闷，自感心悸不安、上胸部突跳几次，夜间盗汗、时时自汗，食欲可，大便日1~2次，质稀，时有不成形，小便正常，舌苔薄白。脉迟弦结代。血压165/100 mmHg。

　　病机：心气亏虚，血流受阻。

　　治则：补心气，通血脉。

　　处方：炙甘草15克，太子参15克，桂枝12克，黄芪20克，丹参30克，鳖甲30克，郁金12克，炒白芍15克，川芎15克，当归15克，炒山药20克，红曲5克。

水煎服，12剂。

2016年9月1日：药后心脏早搏完全消失、气短、心悸、头晕头痛及自汗盗汗，已明显减轻。舌苔薄白、脉弦，血压145/90 mmHg，再以前方加炒枣仁20克，龙骨30克。

水煎服，12剂。

2016年9月18日：药后各症基本消除，血压135/85 mmHg。

按：本病系频发室性早搏伴高血压，属中医"心悸""眩晕"，是因心气亏虚致心脏跳动失常，故用炙甘草汤，配以大剂量的黄芪、太子参补益心气，气充血行，以使心跳正常。方中鳖甲、郁金、当归、川芎、炒白芍、丹参能养血活血、软化动脉软斑，促进心脏的正常跳动。另配用红曲、炒山药润养心血以助参芪补养心血。这样心气得补，血脉通畅故心跳、血压正常。

病案2：

孙某，男，49岁，江苏徐州人，2016年11月15日就诊。

右足掌底麻木伴右膝及膝下酸痛4年，冬天重夏天轻，遇冷及风加重，自觉整个右下肢有凉感，时时头晕、双耳鸣且晚上加重，轻度脂肪肝，腰、颈椎拍片正常，舌苔薄白，脉沉降。血压155/95 mmHg（近年来一直应用西药降压药）。

病机：肾阳虚，血络阻。

治则：温补肾阳，活血通络。

处方：桂枝12克，当归12克，川芎12克，吴茱萸4克，鸡血藤20克，土元12克，木瓜15克，细辛3克，防风10克，灵仙15克，酒制肉苁蓉15克，菟丝子20克，补骨脂15克，巴戟天15克。

水煎服，14剂。

2016年12月3日复诊：服药后右膝及膝下酸痛明显减轻，冷凉感已消退。但仍是右足掌麻木，血压140/85 mmHg，苔薄白，脉沉弦，但仍以前方加红花12克，14剂。

按：本患者诊为肾阳亏虚、阻滞血络运行致右下肢酸痛并有冷凉感，方中取温肾之肉苁蓉、菟丝子、补骨脂、巴戟天治其本为君药，配合桂枝、吴茱萸、细辛温通经脉为臣药，土元、木瓜、灵仙、防风为佐助君，当归、川芎、鸡血藤养血活血为使。这样既能通络，又防以上温热药伤阴耗血，诸药配合使肾阳得温助、血脉得通畅，故右下肢酸痛、凉感得缓解，血压也随之下降。

【体会】

1. 高血压多数伴有眩晕、头痛等症，《内经》有"诸风掉眩皆属于肝"的名言。若是肝火所致的血压升高，以清肝火的寒凉药投之即可取效。如遇到肝经湿寒，或痰湿内盛，或中焦虚寒，或心脾虚寒者，再以寒凉治之，则雪上加霜，致病情加重。所以凡遇到高血压，不经辨证即认为是肝火而应用清肝火药绝不可取。

2. 有人认为治疗高血压，不可以温补，温补会致血压更高，因为中医有"温热则升、寒凉则降"的说法，但笔者所见高血压患者属心脾气虚者不在少数，应用大剂量的黄芪补气同样会使血压下降。有人曾报道黄芪一药对高血压有双向调节作用，血压低者用之能升，血压高者用之能降。病案1应用黄芪20克，不就说明了这一点吗？虚寒病证的高血压，同样也可以应用温补药，病案2应用了吴茱萸、桂枝、巴戟天等8种温热药，同样取得了病祛血压降的效果。

八、自汗者误用补气药、盗汗者误用滋阴药

"阳虚自汗""阴虚盗汗",从古至今为中医界所共知。现代中医教科书中也经常有此说,如2010年中国中医药出版社出版的《中医诊断学》中对此解说:"自汗……多见于气虚证和阳虚证……盗汗……多见于阴虚证。"

虽然说自汗多见于气虚阳虚,盗汗多见阴虚,但是自汗不属气虚、阳虚,盗汗不属阴虚者也较为多见。《景岳全书·汗证》说:"诸古法云,自汗者属阳虚……盗汗者属阴虚……然以余观之,则自汗亦有阴虚,盗汗亦多阳虚也……不得谓自汗必属阳虚,盗汗必属阴虚也。"由此看来,我们还是要以辨证为准绳,诊其根本。现归纳自汗、盗汗非阳虚、阴虚证型如下。

(一)自汗不属阳虚者

1. 阴虚自汗:阴虚而阳浮,阴津会随浮阳外越而自汗出,《素问·评热病论》篇:"阴虚者,阳必凑之,故少气时热而汗出也。"

病案1:

沈某,女,53岁,北京市居民,2012年3月3日就诊。

头晕3个月。因春节外出旅游劳累而致头晕,头晕阵作,以下午转重,时有双耳鸣,每日下午自汗出,以面部和前胸汗多,有时能湿透衣服。近两年来经常腰痛膝痛,双目干涩,双手心热,二便正常,舌苔薄白,脉沉细,血压正常。

病机: 肝肾阴虚,虚阳外越。

治则: 滋补肝肾,镇潜浮阳。

处方： 芋肉20克，山药20克，泽泻12克，熟地30克，丹皮12克，茯苓15克，枸杞20克，菊花15克，龙牡各30克。

水煎服，日一次，7剂。

2012年3月11日：药后头晕、自汗基本消除，仍时有腰膝酸痛，继服前方7剂后，再以杞菊地黄丸善后。

按： 该患者是明显的肝肾阴虚型自汗证，所以应用杞菊地黄汤滋补肝肾，阴得充，浮阳得平，故头晕、自汗自止。

2. 营卫不和自汗：因卫气不与营气互相谐调，卫气失固而汗出，《伤寒论·辨太阳病脉证并治中》："病常自汗出者，此为荣气和。荣气和者，外不谐，以卫气不共荣气谐和故尔。"

病案2： 引戴保玲氏肝郁脾虚自汗证

吕某，男，36岁。1988年4月27日初诊。

患者近一年来，每于进食前汗出，临入睡时恶心。经西药治疗，效不佳。因自感此病蹊跷，且寝食受扰，曾多处求医，屡服中西药物，症均未减，求余诊治。诊见：舌淡红略紫，苔薄略黄，脉沉细。细询其病因，是由恼怒、抑郁而发。并伴有烦躁易怒、胸闷、失眠之症。此属肝郁脾虚、气郁化热、营不与卫和之候。遂投以逍遥丸，每次6克，每日2次。用药3天，症状基本消失，自行停药。5月16日，因工作纠纷，恼怒过度，诸症又发，并伴有头痛，又投逍遥丸，并嘱其善调情态，用药6天后，诸症皆除。随访至今，未再复发。

按： 该病乃烦恼郁怒而致。郁热内耗营阴，虚阳浮越不潜，营卫失和，故自汗不止而睡前呕恶。逍遥丸疏肝理脾，兼能益阴养血，故用之使气畅热散，阴营充盈，浮阳自敛，汗出自止（《诊籍续焰》，青岛出版社，1992年）。

3. 热郁少阳自汗：邪入半表半里后如产生郁热，兼有卫气虚弱者，即自汗出。

病案3： 引栾春香氏热郁少阳自汗案

李某，男，52岁，1987年9月13日初诊。

近3年来时时汗出，夜晚尤重，醒来汗湿衣衫，心烦乏力，口苦纳差，腿易抽筋，大便稍干。虽经多方治疗，至今未愈。舌质红，苔薄白，脉弦数。经透视及查血象未发现异常。

病机： 热郁少阳，气阴受损。

治则： 清泄少阳郁热，佐以益气养阴敛汗之法。

处方： 柴胡23克，黄芩10克，半夏6克，太子参30克，浮小麦30克，白芍15克，甘草6克，大枣4克，生姜6克。

水煎服。

服前方5剂后，心烦口苦基本消失，汗出及下肢抽筋已减轻。守原方加麻黄根10克，木瓜9克，续服6剂而告痊愈。

按： 本例自汗、盗汗兼而有之，口苦、心烦、纳差、脉弦，故诊为邪郁少阳证，用一般补气固表、调和营卫之法治疗不效。今用仲景小柴胡汤，和解少阳、疏利气机，郁热得解，多汗症随之消失。

4. 瘀血自汗：如心血瘀阻，即直接影响心血的运行，致胸阳失去制约，达于外而迫津外溢而自汗出（《诊籍续焰》，青岛出版社，1992年）。

病案4： 引孙守俭氏瘀血自汗证

林某，男，37岁，1989年10月20日初诊。

患者胸前汗出异常年余，在谈话或激动时加重，甚至内衣湿透，偶伴心悸胸闷。前医以虚证治之，先后服玉屏风散、天王补心丹等药不效。视患者胸前汗出涔涔，舌稍暗，脉沉涩，病属瘀血自汗。仿《医林改错》血府逐瘀汤加味。

处方： 当归10克，生地10克，桃仁12克，红花10克，川芎6克，柴胡3克，枳壳6克，五倍子9克，赤芍6克，桔梗9克，甘草3克。

水煎服。

服药2剂，出汗明显减轻。效不更方，上方继服3剂，病愈。

按：本患者虽有心悸及劳心之史，但服益气固表及补养药不效。《类证治裁·汗症》指出："凡服止汗固表药不应，愈敛愈出者，只理心血。"审患者胸闷，舌暗，脉沉涩，为心血瘀阻之象。汗为心之液，心血内瘀，胸阳郁闭，迫津外泄，故而汗出。《医林改错》指出："瘀血亦令人自汗盗汗。"故取血府逐瘀汤加五倍子而取效（《诊籍续焰》，青岛出版社，1992年）。

5. 因惊吓自汗：因突受惊恐，惊则气乱，阳气暂时浮越于外，津液随气泄外溢故自汗出。

病案5：引张中校氏阳明腑实柔痉证

张某，男，26岁，1989年8月26日初诊。

半月来发高热，阵阵大汗出，面色潮红，颈项强直，脊背反张，四肢拘挛，口舌咬破，口噤难开，双目时而上翻。神志清，但烦躁，腹部胀满，已六天未大便。舌红苔黄厚，少津，脉洪数，体温38.5 ℃。曾于8月13日去某医院就诊，按破伤风治疗半月未见好转，且病情日重。

病机：热结阳明，胃津被劫，腑实不通之柔痉。

治则：急下存阴法。

处方：大承气汤。大黄12克（后入），川朴15克，枳实10克，芒硝10克（冲服）。

水煎服。

3日后其母来述，服药1剂后，解稀便多次，挟有硬便块，已觉颈项柔和，四肢不再挛急，但有僵直感。进2剂后，大便质稀已无硬块，病情明显好转，四肢屈伸自如，唯觉腰部板硬。予瓜蒌桂枝汤加味。3剂药尽，诸证皆除，嘱其饮食调养善后。

按：《金匮要略》曰："病者身热足寒，颈项强急，恶寒，时头热，面赤目赤，独头动摇，卒口噤，背反张者，痉病也。""太阳病，发热汗出，而不恶寒，名曰柔痉"以及"痉为病，胸满口噤，卧不着席，脚挛急，必齘齿，可与大承气汤"。该患者据症、脉、舌象合参，应属热结阳明、胃津被劫、腑实不通之柔痉。然前医误治，致使里热燥结日甚，阴津愈伤，故病情日渐恶化。按医圣明训，用急下存阴之法而收效迅捷（《诊籍续焰》，青岛出版社，1992年）。

病案6：湿浊内阻，脾胃失调自汗

朱某某，女，72岁，山东省夏津县农民，2018年9月15日就诊。

自汗6年。近1年来加重，春夏重、秋冬轻，常年每早6点至7点，全身自汗出，以头面、胸背部上半身汗出多，严重时汗出热气蒸如开锅一样。平时食欲尚可（西医诊为"慢性浅表性胃炎"），胃中常有不好形容的难受，像胀也像痛，不能多食，食多则胃中难受严重，平时腰痛不重，只是活动后加重，时有耳鸣，经常失眠，大便日2次，舌苔薄腻色白，脉弦。

病机：湿浊内阻，脾胃失调。

治则：化湿浊，调脾胃以止汗。

处方：泽泻20克，猪苓15克，炒白术20克，茯苓15克，桂枝5克，牡蛎30克，浮小麦15克，炒山药20克，莲子20克，麻黄根10克。

水煎服，日2次，6剂。

2018年9月21日：服药后自汗出及胃中难受皆明显减轻，仍以前方加炒枳壳12克，浙贝15克，7剂。

2018年10月2日：近几天以上症状有两次和前一样严重，其他天来都有减轻，前方牡蛎改30克，7剂。

2018年10月11日：药后自汗已基本消除，他症也减轻，舌苔薄白、脉弦，前方7剂。

6. 外感邪气而自汗：感受风寒、风温、风湿、湿温、风燥等邪气，致肌凑开张而自汗出，此类汗出，一般系邪气从汗解之良机，故只需祛邪，不得闭腠。《红炉点雪》说："夫汗者……因则非一，或冲冒风雨湿邪，熏蒸郁 致营卫之气不和，是以腠理张开，然汗出，此外邪之所为，惟彻其邪，则汗自止。"对此自汗出，只要不是汗出太过的伤津耗阳现象，即任其汗流令外邪皆除即可。

（7）正常自汗：多为青少年，此皆为秉体壮盛，阳强阴充，时易自汗，此不为病理现象。

《笔花医镜》说："然也有秉质如此，终岁习以为常，此不必治也。"

（二）盗汗不属阴虚者

1. 阳虚盗汗：人入睡，虚弱之卫阳行于阴，卫气不固，阴液外泄而盗汗。李士材说："盗汗阳襄则卫虚，所虚之卫行于阴，当目冥之时，无气以固其表，则腠理疏而汗。"

病案1：

白某某，女，67岁，山东省夏津县农民，2010年10月5日初诊。

夜间盗汗1年，近20天来加剧，有慢性胃病多年（西医诊为"浅表性胃炎"）。

近来夜间入睡后约在12时左右全身汗出，以上半身汗出较多，有时会醒来则汗即止，平时全身无力，时时气短，全身畏寒，手足长凉，不欲食，食后时有胃脘胀痛，大便日2次，稀薄，小便正常，舌质胖大，色淡，苔薄白，脉沉细无力。

病机： 脾胃阳虚，汗津外越。

治则： 温补脾胃，敛汗外出。

处方： 太子参15克，白术15克，茯苓15克，砂仁5克，枳壳12克，炙甘草10克，干姜12克，半夏10克，陈皮12克，木香10克，山药20克，莲子20克。

水煎2次，日2次，6剂。

2010年10月12日：服上药6剂，饮食大增，胃脘胀痛消除，但夜间盗汗仍有，前方加吴茱萸10克，龙牡各30克，15剂。

2010年11月1日：药后夜间盗汗已止，饮食增加，再以前方15剂。

2010年12月20日：患者来电述，以上药服完后又服用20剂，各症消除。

按：该患者诊为中焦阳气亏虚而致盗汗，方取香砂六君汤加干姜、吴茱萸，中气得健，阳气恢复，故纳食正常，盗汗自止。

2. 实火盗汗：例如肝胆火盛，三阳合病，入睡后，阳热施加于阴，故迫津外泄而盗汗。《伤寒论》："三阳合病，脉浮大，上关上，但欲眠睡，目合则汗。"

病案2：

李某某，男，28岁，山东省德州市工人，2010年5月28日初诊。

盗汗20天，因饮酒后和朋友打架所致，每晚入睡后阵阵出汗，平时口苦口干，饮食不香，大便1~2日一次，小便黄，舌苔薄白，脉弦。

病机：肝胆火盛，迫津外出。

治则：清泻肝胆之火。

处方：龙胆泻肝丸5盒，照说明口服。

一年后遇到此人，说去年服丸药3盒，即各症状消失。

3. 湿热内蕴盗汗：湿热郁蕴于肝胆，脾及下焦，皆可热蒸于内，迫热外出，致腠理开泄而盗汗。《张氏医通》："酒客睡中及汗，此湿热外蒸。"

病案3：引陈瑞春氏湿热熏蒸盗汗证

高某，男，37岁，2006年1月2日初诊。

盗汗反复发作一年余，近两天盗汗再发。未经检查治疗。现症：近两天盗汗再发，汗后发冷，疲乏，口干口黏不苦，纳可，牙龈痛，胸闷，身酸重，阴囊潮湿，二便平。察其舌体淡，舌苔白略厚；脉象细缓。

病机：湿热熏蒸之盗汗（植物神经功能紊乱）。

治则：清热利湿，芳香化浊，宣畅三焦，方拟甘露消毒丹加味。

处方：藿香10克，滑石15克（包煎），茵陈10克，防风10克，黄芩10克，薄荷6克，连翘10克，射干6克，黄芪10克，木通6克，浙贝母10克，石菖蒲6克，刺蒺藜10克，白蔻仁6克。

水煎服，日1剂，7剂。

2006年3月7日电话随访：盗汗已止。

按：患者所在地处江南，易受外湿郁遏，外加饮食不节，湿热内蕴，熏蒸于外而致盗汗。用甘露消毒丹治盗汗，似是"风马牛不相及"，其实不然。汗出多为营卫不和，其次，湿热熏蒸亦可致汗出，此在临床屡见不鲜。用甘露消毒丹治汗出，即是取其芳香化浊、宣畅三焦之义，不敛汗而汗出自止。

4. 血瘀盗汗：气滞血瘀，气血受阻，日久瘀滞生热，致瘀热互结，热蒸阴虚，于腠理外出而汗出。

病案4：引梁继荣氏瘀血化热医案

苗某，女，26岁，1984年8月14日初诊。

自诉夜间入眠后，常汗出淋漓，醒来即止，衣衫尽湿，已历年余。伴经行腹痛，量少色紫暗，挟有血块，心烦胸闷，口渴不欲饮。舌质暗红，有瘀斑，脉沉弦。询其既往，发病前曾小产1次，失于调护而行经腹痛。

病机：瘀血化热、迫津外泄所致。

治则：活血化瘀，清热敛汗。方用血府逐瘀汤加味。

处方：桃仁15克，当归12克，生地12克，牛膝12克，红花9克，赤芍9克，丹皮9克，枳壳6克，川芎6克，桔梗6克，栀子9克，柴胡3克，甘草6克。

水煎服。

服药3剂后，盗汗明显减少，经来紫块甚多，腹痛消失。继进5剂后盗汗已止，诸症悉除。

按：盗汗一证，多属阴虚。本例系小产后恶露未尽，瘀蓄体内，致行经腹痛，瘀久化热，逼津外泄所致。王清任谓："醒后汗出，名曰自汗，因汗而醒，名曰盗汗，竟有补气、固表、滋阴降火服之不效，反而加重者，不知血瘀亦令人自汗、盗汗。"故投血府逐瘀汤加丹皮、栀子祛瘀清热，切中病机而获痊愈。

【体会】

1. 阴阳二者动态平衡才可维持体内津液的正常生理功能，当这种平衡功能失调时，出现自汗、盗汗就不奇怪了，所以自汗、盗汗绝不是固定的阴虚所致或阳虚所致。

2. 自汗或盗汗经常发生在其他疾病中，成为其中的一个症状，所以要认真辨证，主症消除后次要症状也会随之而退。

3. 青少年轻微自汗、盗汗，又不兼有其他症状，绝不可按病治疗。

4. 自汗、盗汗是体内的津液外泄，所以在治疗时，适当地补阴也非常重要。

5. 自汗、盗汗严重时，阴液外排会伤阴，同时也会伤阳，而出现阴阳两伤的局面，"阳加于阴谓之汗"，即说明汗液的排出是阳气得推动外出。所以治疗严重的盗汗、自汗时，除适当地补阴外，也要注意补阳。

6. 自汗、盗汗在治本的同时，适当加入治标药也非常重要。治疗偏热型自汗、盗汗时，可加入浮小麦、龙骨、牡蛎。治疗偏寒型自汗、盗汗时，可加入五味子、麻黄根，偏寒偏热者皆可应用酸枣仁、五味子以酸敛止汗。

九、慢性咳嗽气喘：误用麻黄、杏仁等宣肺药

笔者在几十年的临床实践中发现，慢性气管炎、肺气肿、肺心病长期发病，难以治愈的原因是肺、脾、肾三脏虚损，故治疗慢性咳喘不能宣肺，如应用麻黄、杏仁等宣肺药，则只能耗伤肺气，伤阴致咳喘更剧。鉴于此，笔者创立了以敛肺气为主的治疗大法，取效甚捷。此就其发病机制、治疗方法述下。

（一）慢性咳嗽的病机分析

慢性咳嗽，多见于慢性支气管炎、肺气肿、肺心病、支气管扩张等。其症状特点是以咳嗽为主，多伴有气喘、吐痰。其发病特点是多年反复发病，久治不愈，其病理特点是本虚标实。具体地说：咳、喘、痰包括外邪的侵入皆为病之标，内脏虚损才是病之本。

1. 肺主气，司呼吸又主通调水道，为水之上源。咳嗽日久必耗气伤阴，致肺气虚、肺失宣降而不敛，水道不利，气化不行，制节无权，津液排泄失常，聚湿生痰。痰湿内盛又伤脾，致脾虚湿盛，运化水湿功能失常，又进一步聚湿生痰。"后天失养，穷必及肾"，又造成了肾气虚。日久致元阳不足，命门火弱，肾之气化功能失常，造成肾气不固，肾不纳气，又导致了咳嗽加剧，这样又进一步损伤脾气，肺气越伤，咳喘痰越重，脾肾被伤越重，形成了恶性循环，这也是慢性咳嗽久病难愈的原因之一。

2. 咳嗽日久致肺气虚，因肺主全身之气，主肌表皮毛，肺气虚则不能固护肌表致表气虚，护外抗邪功能下降，形成了风邪乘虚而入的外感。慢性支气管炎，常因着凉或感冒而发病，或使咳喘加重的病例屡有所见。因咳嗽气喘加剧，又进一步伤了肺脾肾三脏功

能，使之表气更虚，又加剧感冒，这又形成了另一种恶性循环，也是慢性咳嗽久病难愈的原因之一。

（二）慢性咳嗽的治疗

综上所述，慢性咳嗽的发病，肺脾肾三脏虚损是发病本源。笔者根据多年的临床经验，制定了行之有效的治疗方法，即三脏俱虚治本为先，宜补不宜泄，宜收不宜散，宜温不宜寒。进一步说，治肺宜收敛不宜宣散，宣散则耗伤肺气，忌用麻黄、杏仁、桂枝之类；治脾宜温补不宜清降，清降会更伤脾气，忌用石膏、麦冬、大黄之属；治肾宜温固不宜滋腻，滋补则滋腻而助痰阻气，忌用熟地、山萸肉、龟板胶之品。自拟酸敛固本咳喘汤，笔者临床应用50余年治疗慢性气管炎，效果良好。

（三）病例介绍

病案1：

贾某某，女，77岁，2012年1月5日就诊。

咳喘8年，近月来加剧。每年冬春两季连续咳嗽，近两年来咳嗽持续时间更长，久经中西药治疗效果不显著。X光显示：两肺纹理增多。

现咳嗽、气喘，活动后加剧，有时夜不能平卧，吐痰色白，时腰痛，食欲可，大便2~3天一次，苔薄白，脉弦。

病机： 肺气虚不敛，脾气虚生痰，肾气虚不纳。

治则： 补肺气，益脾气，纳肾气，化痰湿。

处方： 太子参15克，炒白术15克，炒山药20克，莲子肉20克，菟丝子20克，五味子10克，诃子肉12克，补骨脂12克，川断20克，桑寄生20克，百合12克，川贝母5克。

水煎2次，日2次服，7剂。

2012年1月13日：服药后咳嗽，气喘完全消失，吐痰减少，他症皆明显减轻，再以前方14剂。

2012年4月25日：其家人说，现咳喘未复发，各方面良好。

病案2：

丁某某，男，76岁，北京无线电厂退休干部，2012年2月3日就诊。

咳喘24年，近月来加剧，曾诊为"支气管哮喘"，每年口不离药，但咳喘仍不能控制，每年多在立春后加重。

现初诊：咳嗽阵作，喉中痰鸣辘辘有声，稍一活动则喘息不停，夜间不能平卧，侧卧或坐床入睡，周身无力，腰背痛，吐痰量多，色白或时有绿色，大便日1~2次，小便夜间2~3次。舌质暗，苔白腻，脉缓无力。

病机：肺虚而不敛，脾虚而生痰，肾虚不纳气。

治则：补肺敛气，健脾化痰，益肾平喘。

处方：炒白术15克，山药20克，莲子肉30克，川贝6克，姜半夏12克，五味子10，诃子12克，巴戟天12克，补骨脂15克，川断20克，寄生20克，菟丝子20克，桔梗10克。

水煎2次，日2次，7剂。

2012年2月11日：药后咳嗽、气喘明显减轻，仍吐痰量多色白，前方加陈皮12克，7剂，水煎服。

2012年2月19日：药后咳嗽、气喘、吐痰皆明显减轻，舌质暗苔薄腻白，脉沉缓无力。前方7剂。

2012年2月28日：药后咳、喘、痰已基本控制，夜能平卧入寐，大小便正常，舌质暗，苔薄白，脉缓无力，仍以前方服用20剂。

2012年3月25日：患者来述，现一切正常。

按：本方以肺脾肾固本而定，方中五味子、诃子肉、太子参补肺气，肺气得敛，咳喘自然会止。山药、莲子肉既能化痰湿，又能滋养肺肾之阴，是化湿不伤阴、养阴不助湿的好对药，补骨脂、菟丝子、川断、桑寄生共同起固肾纳气之功。百合、川贝母二者一润肺阴，一化湿祛痰为使药。诸药相合，共同起到了补肺敛气、健脾化痰、益肾纳气之功。

【体会】

1. 慢性咳喘，笔者以敛肺、健脾、益肾法治疗而取效。临床应用时，还要视肺、脾、肾三脏虚损的不同轻重而选药。肺气虚重者可重用山药，加用太子参、莲子；脾气虚痰湿重者可重用白术，加用半夏、陈皮。肾气虚重者，可重用菟丝子，加用紫河车、巴戟天等。

2. 治疗慢性咳喘，在辨证不清的前提下不可误用麻黄杏仁之类宣肺，只有在兼有表证时可加用宣肺药，如兼有鼻塞流清涕、吐白痰的表寒征，可加用麻黄、杏仁等；如兼有鼻塞流浊涕、咽痛、吐痰黄，可加用金银花、连翘、瓜蒌等。待表证消除，解毒宣肺药即可停用。

3. 慢性咳喘经治疗后，症状消除的缓解期，仍然可以应用补肺脾肾法治疗以扶正固本，恢复脏腑功能，达到未病先防的效果。

十、冠心病胸闷胸痛：误用瓜蒌薤白半夏汤

冠心病，全称为冠状动脉粥样硬化性心脏病，是因冠状动脉粥样硬化致使管腔狭窄或阻塞，或因冠状动脉功能性改变，导致心肌缺血、缺氧或坏死的心脏疾病。

中医将冠心病分为心血瘀阻、痰浊蕴结、阴寒凝滞、心肾阴虚、心肾阳虚、心脾两虚、气阴两虚，肝郁血虚等证型。这种以胸闷胸痛为主的病证，张仲景称之为"胸痹"，在《金匮要略》中讲道："胸痹，不得卧，心痛彻背者，栝蒌薤白半夏汤主之。"这千古名句为后世治疗冠心病心痛确实起到了极大的指导作用。但是如不加以辨证，本属心阴虚、心血虚而应用瓜蒌薤白半夏汤，定会使病情加重。

病案1：

赵某，女，49岁，北京市某公司职员，2012年4月25日就诊。

患者冠心病四年，近因家庭纷争生气而致气短、胸闷、时有左上胸痛，并伴有心烦、心悸不安、少寐、手足心热，月经已停一年半。舌尖红，苔薄白，脉沉数。

患者说前些天在某医院看中医服完7剂药后，病情不但没有改变，近日反而口干舌燥（笔者查看患者带来的病历本，所见是瓜蒌薤白半夏汤加味）。

病机：心阴亏虚，血络阻滞。

治则：养心阴活血络，安神宁志。

处方：柏子仁12克，生地30克，太子参15克，丹参30克，酸枣仁20克，茯苓15克，五味子20克，麦冬12克，当归12克，龙骨30克，炒山药20克，莲子20克，川芎12克。

水煎服，7剂。

2012年5月3日复诊：药后各症明显减轻，从昨天开始至今未再有胸痛，再以前方继服14剂。服完汤药后，接着服用天王补心丹2个月，以巩固疗效。

按：前医误用瓜蒌薤白半夏汤，瓜蒌化痰湿但伤阴，薤白辛苦温化湿浊可也是伤阴耗血，半夏更是辛温燥湿伤阴，用于这心阴虚之体肯定会造成津阴耗伤而口干舌燥。所以应用天王补心丹加减，心阴得补，血络得通，诸症会好。由此可见，对本病的治疗，辨证是前提。

瓜蒌薤白半夏汤用于痰湿内盛或湿浊阻于上焦所致的冠心病、胸闷胸痛，最为对症。

病案2：

吴某某，女，46岁，内蒙乌海市人，2016年4月19日就诊。

上胸痛一年（曾诊断冠心病、贫血），近来上午重下午轻，以左上胸重，每次约痛半个小时左右，如活动后痛会加重，伴有心跳加快、气短。饮食正常，二便正常，月经先期，常常提前10天左右，月经量多，舌质正常，苔薄白，脉沉细无力。

病机：心气血双虚，血络瘀阻。

治则：益心气，养心血，活络止痛。

处方：黄芪25克，太子参15克，炒枳壳12克，当归12克，川芎12克，炒白术20克，茯苓12克，玫瑰花12克，炒枣仁20克，丹参30克，红花12克，桂圆肉15克，香附12克，炙甘草10克。

水煎服，日一剂，7剂。

2016年4月27日：服药后，胸痛次数减少，他症依然。前方加熟地30克，炒白芍15克。7剂

2016年5月3日：药后胸痛及气短、心跳快皆明显减轻，再以上次处方14剂。

2016年5月21日：胸痛、气短完全消失，继服人参归脾丸5盒。

【体会】

1. 瓜蒌薤白半夏汤出自《金匮要略》，组方瓜蒌、薤白、半夏、白酒，具有通阳散结止痛、化痰浊的作用，所以对于痰浊蕴结型胸痹心痛可取效，如治疗气阴两虚、心肾阴虚型等，不但不能收效，甚或起到反作用。

2. 观《诊籍续焰》一书中列有治疗胸痹证共20例，应用瓜蒌薤白半夏汤类只有8例，所以必须在辨证清楚的情况下，合理应用该方。

3. 病案1是误用瓜蒌薤白半夏汤的实例说明，病案2应用补心血、补心气、活血络治好胸痛，说明了中医辨证的重要性。

十一、慢性肾炎水肿：误用车前子、泽泻利尿

慢性肾小球肾炎，简称慢性肾炎，是原发于肾小球的一种疾病，其临床特点是病程长、呈缓慢进行性，临床以蛋白尿、血尿、高血压为特征，以水肿为主要表现。

中医没有慢性肾炎这个病名，但对此病的治疗有很好的效果。中医认为，慢性肾炎病位主要在肾，但和其他脏腑也有不能分割的关系，因人体是一个统一的整体，他脏有病会影响本脏，本脏有病也可影响他脏。首先是肺金亏损的情况下，肺金不生肾水会直接影响到肾，如肺气虚、肺阴虚，都会导致肾气的亏虚。肝木郁火，也会造成肝木盛而侮及肾水，致肾水受伤。脾土湿热盛来制肾水等等，皆会致肾脏受伤而得病。慢性肾炎水肿肾气亏虚型、肾阳亏虚型、肾气阴两虚型、肺肾气虚型、脾湿肾虚型、心肾两虚型等。另外还有由其他病证伤及肾脏形成慢性肾炎而出现水肿者，必须在中医辨证的前提下治疗。泽泻、车前子味甘、性寒，能利水清热。但慢性肾炎属于肾气虚肾阳虚者多见，而肾中湿热者少之又少，有者也多是暂时的本虚标实证，所以应用性寒的利水药不但起不到消肿的作用，反而更会伤肾致水肿更甚。

病案1：

崔某，男，59岁，河北省保定市人，2001年3月10日就诊。

患慢性肾炎两年，20天前查尿常规：蛋白（+++）、红细胞（+）白细胞少许、颗粒管型0~2个，血压：155/95 mmHg。刻诊：周身浮肿，以双下肢肿甚，膝下按之明显凹陷，时时头痛头晕，双膝下冰凉、腰酸背痛，小便频、量少，夜尿3次，大便日两次稀薄不

成形。舌质淡白，苔薄白。脉沉细缓。曾几次口服双氢克尿塞，用后浮肿减轻，但停用则浮肿依然。

病机：肾阳亏虚致水液内停

治则：温肾助阳以行水消肿

处方：炒山药20克，萸肉20克，菟丝子20克，巴戟天15克，肉苁蓉15克，云苓15克，黑附子12克，补骨脂15克，炒白术20克，炙甘草10克，淫羊藿15克

水煎服，日服2次，14剂。

2001年3月29日复诊：药后周身浮肿明显减轻，小便次数较少，夜尿2次，已停用双氢克尿塞十天。今日查尿：蛋白（++），红细胞（+），血压150/95 mmHg，仍以此方继服14剂。

2001年4月20日复诊：只有双下肢轻微浮肿，其他症状明显减轻，夜尿1次，尿蛋白（+），血压150/90 mmHg，前方加太子参15克。

水煎服，日服2次，14剂。

病案2：

刘某某：男，84岁，山东德州市退休公务员，2020年3月30日就诊。

双下肢浮肿10年，近一年来加重。西医诊断：腰椎间盘突出、高血压、糖尿病、冠心病、心动过缓、高血脂、中度脂肪肝、甲状腺多发结节、双侧静动脉内膜增厚、肥胖症，近两年来尿蛋白一直（+++）。

诊时：双膝下明显浮肿、凹陷，腰膝痛，近来头晕严重且以上午晕重。耳鸣、双目干涩，时胸闷胸痛，双下肢走路无力、酸软，手足心热，双足凉，便秘，两天一次，夜尿3~4次，量很少，舌质色暗，有少量紫斑块，舌苔薄腻微黄，脉弦迟无力。

病机：肾阴阳两虚，水湿内停。

治则：补肾阴益肾阳，活络化湿。

处方： 山萸肉20克，炒山药20克，熟地30克，茯苓15克，丹参30克，龟板（碎先煎）30克，枸杞20克，女贞子20克，当归12克，川芎12克，菟丝子20克，川断20克，寄生20克，炙黄芪20克。

水煎服，日2次服，7剂。

2020年4月6日：今日查尿常规：尿蛋白（+++），双下肢浮肿及其他症状依然。上次处方加巴戟天15克，炙黄芪改用40克，7剂。

2020年4月13日：今日查尿常规：尿蛋白（++），下肢浮肿有减。仍以前方加肉苁蓉15克，炙黄芪改60克，7剂。

2020年4月20日：今日查尿常规：尿蛋白+，其他症状明显减轻，夜尿2次。仍以前处方，炙黄芪改70克。7剂

2020年4月27日：今日查尿常规：尿蛋白（+），双下肢浮肿基本消除，双下肢走路较前有力，仍以前处方14剂。

2020年9月1日：以上处方连续服用至今，双下肢浮肿消失，头晕、耳鸣、胸闷胸痛时有轻微出现。今日查尿常规：尿蛋白（-）。

【体会】 慢性肾炎水肿为什么不可误用车前子、泽泻等利尿药，可以从以下这两个方面分析：

1. 慢性肾炎致水肿，主要是肾小管结构受损，吸收功能下降，肾小球毛细血管壁损伤、血浆蛋白滤过增加，形成了大量的蛋白尿。身体低白蛋白引起血液胶体渗透压降低、肾小球滤过下降、组织间液增多、血容量下降、钠含量增多而导致水肿，这时如果应用大量的寒凉利尿药更会促使肾小管结构受损，导致肾小球滤过率下降，使水肿加重。

2. 再从中医方面分析，慢性肾炎水肿的产生，主要责于肾阳亏损。肾阳又称元阳、真阳、真火，是整个人体阳气的根本。肾阳除去对本脏起到温养功能以外，还对人体各脏腑组织起到温养及推动作用。所以肾阳也是其他脏腑之阳。

肾有"肾主水液"之称，这主要是依靠肾阳的蒸腾及肾气的气化功能来实现，所以当肾阳亏虚时即会影响这一功能而出现水肿，

这时如果再用车前子、泽泻、通草、滑石等性寒之药，势必会伤及肾阳而致水肿加剧。

3. 上两个病案皆未用车前子、泽泻、猪苓等利尿药，案1补肾阳，案2肾阴阳双补，肾之阴阳调和正常，自然会水祛肿消，尿蛋白消除。

十二、恶性肿瘤：误用清热解毒药

恶性肿瘤，即平时所称的"癌症"。中医认为，恶性肿瘤的治疗不可盲目使用清热解毒药。因为恶性肿瘤患者随着病情发展手术和放化疗等治疗后体质发生变化，虚寒者多、实热者少。正虚邪实者多和单独邪实者少。故而寒凉药的应用不可多，扶正温阳是提高治疗效果的有利保障。具体可以从以下两个方面说明

（一）患者体质会渐变虚寒

恶性肿瘤的形成，大部分是在气、血、津、液及脏腑功能失调的情况下，或热毒或痰湿或血瘀积聚而成。当患者出现自觉症状时，往往已经到了中晚期，这时绝大部分患者首选的是手术或放化疗以及介入等方法，这也是消耗人体正气、导致阳虚寒盛的过程。

1. 自体消耗致阳虚：恶性肿瘤的生存生长，时刻不断地在吸收消耗人体内正气（气血津液），继而形成了大病久病多虚的局面，不少患者会出现面色苍白、体重明显下降的现象。

2. 放化疗后致阳虚：放化疗或介入等方法皆能在杀伤癌细胞的同时，杀伤体内正常细胞。经常见到不少患者经上述方法治疗后出现头发脱落、形体消瘦、食欲下降，以及血红蛋白、红细胞、白细胞、血小板明显下降等极度虚耗的情况。

3. 手术后致阳虚：恶性肿瘤手术后，造成人体气血、津液及脏腑功能下降，出现精神不振、形体消瘦、周身无力等虚弱现象，已成为不争辩的事实。

4. 药物致阳虚：服用大剂量的苦寒解毒药、以毒攻毒药，或者应用清热解毒中药制剂静滴，皆会消耗体内阳气；另外还有一种冷冻治疗法，在直接杀伤癌细胞的同时也会杀伤正常细胞而导致

阳虚。

（二）有些阴寒之邪可致肿瘤

早在《内经》中，就有阴寒致肿瘤的论述。如《灵枢·百病始生》说："积之始生，得寒乃成，厥乃成积。"《灵枢·水腹》篇说："肠覃何如？岐伯曰：寒气客于肠外……恶气乃生，息肉乃生……石瘕如何？岐伯曰：石瘕生于胞中，寒气客于子门，子门闭塞，气不得通，恶气当泄不泄，血不留止。"即说明了肠癌与子宫癌因寒而成的论述，后世医家在此方面更是屡有所见。《金匮要略·妇人杂病脉证并治第二十二》说："妇人之病，因虚、积冷、结气为诸经水断绝至有历年，血寒凝结胞门，寒伤经络，凝结在上，呕吐唾涎，久成肺痈。"《诸病源候论·痈疽病诸候上》说："石痈者，亦是寒气客于肌肉上折与血气结聚而成。"唐代孙思邈《备急千金要方》中不但认为瘤体是因"得寒而生"，而且还有大量应用乌头、附子、桂心、干姜、蜀椒等热性药物而取效的论述。朱丹溪的《格致余论》中描述乳腺癌为"阴核如棋子大"。明代张景岳应用灸法治疗噎膈积聚，是因为积聚瘤体多为霜凝冰结。清代外科大家陈实功在《外科正宗》中将痈与疽分开，他认为发于阴者为疽，为冷、为硬、为虚。清代叶天士《匾栾大全》中载有治疗噎膈反胃多用开痞温阳、温补胃阳及温阳化浊法治疗。

（三）典型案例

病案1：

王某某，男，59岁，河北省清河县农民，2011年7月22日就诊。

胃癌手术后恶心呕吐半月。2011年6月20日做胃癌手术，进行一次化疗后，昏迷3天并恶心呕吐多次，大吐血两次（均有1000毫升），随之输血400毫升，于7月11日出院。

就诊时仍恶心时作，每日呕吐2~3次，不能进食，食后即欲吐，周身无力，明显消瘦，体重已降至50公斤（病前体重90公斤），行走必须人扶持，大便黑，日1~2次，便极少。舌质淡苔薄白，脉沉迟。

病机：中焦虚寒，癌毒内停。

治则：温脾和胃，清解余毒。

处方：太子参15克，白术15克，云苓15克，山药20克，莲子肉20克，砂仁5克，枳壳12克，木香10克，吴茱萸10克，香附12克，干姜12克，白英20克，半枝莲30克。

因服药极其困难，水煎后药液灌肠，每日3次，每次100毫升，连续灌肠6天。

2011年7月30日：以上方灌肠6天，恶心呕吐消失，已能进食，但食量很少。再以上方水煎口服，10剂。

2011年8月12日：服药后各症明显减轻，大便正常，以前方继服。

2012年8月13日：患者来电说去年服以上中药4个月，各方面情况良好，饮食正常，体重已恢复病前，现已能参加体力劳动，一切正常，所以再未做任何检查及治疗。

按：该患者是典型的胃癌手术及化疗治疗后中焦阳气亏虚证，采用益胃气、助脾阳的太子参、白术、干姜、吴茱萸等药使中气渐开，共用药4个多月，身体复原，这充分说明了助阳益气健脾的重要作用。已故天津市肿瘤专家孙秉严先生曾应用大剂量附子、肉桂治恶性肿瘤而取良效，现代张三虎著《中医抗癌临证新识》中载："治疗一位肾癌术后胸膜转移疼痛难忍的患者，至2006年10月已用温阳散寒法坚持治疗了3年多，不仅疼痛得到了有效控制，而且生活质量也有所提高……说明了温阳散寒的必要性，也充分说明了阴冷沉寒在癌症发生发展中的重要意义。"

因寒致癌和因癌致寒的必然性和多发性，癌瘤初期阳虚寒盛者少，后期则实寒者少、虚寒者多，所以治疗恶性肿瘤时寒凉药不可误用。

病案2：

刘某某，女，70岁，山东德州市居民，2019年3月4日就诊。

2017年8月在市肿瘤医院诊断为"宫颈鳞状细胞癌（Ib2期）骨转移"，去省肿瘤医院做放疗多次，口服替吉奥化疗药后因副作用大而停止以上治疗，于2019年3月4日来本院诊治。

刻诊：近两个月来左髋关节痛严重，平卧还好些，如起身或转身或走动则疼痛难忍，伴尾骶部痛。左侧下肢及左足麻木凉感明显，以上症状。白天轻、夜间重。全身畏寒怕冷，周身无力，气短，头晕，食欲尚可，但食量少，大便每日3~5次，尿正常，舌质淡白、苔薄腻微黄，脉弦细、无力。今日查：血红蛋白80 g/L。

病机：血毒内结，肾阳亏虚，骨失所养。

治则：软坚散结，解毒化瘀，温补肾阳。

处方：鳖甲（碎先煎）30克，海藻30克，夏枯草30克，半枝莲30克，全蝎6克，蜈蚣3条，太子参15克，炒山药20克，浙贝15克，菟丝子20克，补骨脂15克，莲子20克。

水煎，日2次服，7剂。

2019年3月18日：药后各症依然，前方加炮姜10克，鹿角胶（烊化）10克，巴戟天15克，炙黄芪15克，同仁堂王府井中医院制阿胶膏一盒，水煎日2次服，14剂。

2019年4月1日：药后髋关节及尾骶部痛减轻，他症亦减，舌质淡白苔薄白，脉弦细，大便日2~3次。

鳖甲（碎先煎）30克，龟板（碎先煎）30克，炙黄芪15克，炒山药20克，补骨脂15克，海藻30克，夏枯草30克，浙贝15克，太子参15克，鹿角胶（烊化）12克，炮姜12克，菟丝子20克，蜈蚣3条，炒白术20克。

每日1剂，30剂。

2019年6月28日：每日1剂，连服至今，髋关节及尾骶部、左下肢麻木凉感明显减轻。北京同仁堂王府井中医院阿胶膏一盒，前处方去炮姜，加黑附子12克，30剂。炙黄芪15克，灵芝12克，泡水当茶饮，30次。

2019年10月15日：天气转凉，左下肢及髋关节痛不如上个月，但较前好得多，已能够走几百米，在家附近取药，一直每日1剂，服用至今，大便仍每天2~3次，便质正常。

今日查：白红蛋白11g/L，舌质淡白苔薄白，脉弦细。

仍以上次处方加炒枳壳12克，黑附子（先煎）改30克，日1剂，水煎服。

2019年12月25日：每日1剂服用至今，以上各症明显减轻，周身已感有了气力。仍以前处方，黑附子（先煎）改40克20剂，炙黄芪15克，灵芝12克，开水汤服。20剂，隔日1剂。

2020年1月16日：左髋关节、尾骶部痛，左下肢麻木凉感基本消失，只是活动时有些微痛。仍以上次处方30剂，隔日1剂，炙黄芪15克，灵芝12克，开水泡服。嘱春节后做几次复查。

2020年3月9日：因近来全民防疫，至今未去医院复查，自己感觉各方面良好，一直隔日服药至今。舌苔薄白，脉细。

鳖甲（碎先煎）30克，龟板（碎先煎）30克，夏枯草30克，补骨脂15克，菟丝子20克，巴戟天15克，鹿角胶（烊化）12克，红人参12克，山萸肉20克，蜈蚣3条，浙贝15克，炒白术20克，炒枳壳12克，黑附子（先煎）40克。

水煎，隔日1剂，14剂。

2020年4月20日：中药治疗有一年多，现各方面情况良好，仍上次处方14剂，水煎服，隔两天1剂。

2020年8月15日：从4月份至今一直用2020年3月9日处方，每三天服用1剂，现只有双下肢时有麻木感（阴雨天加重），饮食正常，别无其他症状。今日查血常规，血红蛋白11 g/L。上次嘱患者可进行一次全身复查，患者说："现一切正常了，不难受了，没必要再检查了。"

按： 宫颈癌经多次放射治疗及口服放疗药导致的典型阳虚病例。癌毒（癌细胞）侵及骨髓造成骨转移，已严重影响了患者的行走运动。从中医理论分析，这是虚实挟杂、邪正交织的复杂重症。毒血瘀结成瘤是邪实，转移后伤筋动骨又是虚。鉴于此，我们制订了祛邪与扶正的双重治疗原则，处方中鳖甲、海藻、夏枯草、半枝莲、全蝎、蜈蚣一是软坚散结，二是抑制癌瘤的新生血管，三是清解瘤毒（癌细胞）。又用太子参、炒山药、菟丝子、补骨脂、鹿角胶、炮姜，大剂量的黑附子助肾阳、益肾精。治疗近一年，后又以扶正助阳为主，减少了服药的次数，症状基本消除。从中药治疗至今，已一年5个月）取得了理想的治疗效果。

【体会】 恶性肿瘤病情极其复杂，可谓是寒热虚实夹杂，所以治疗亦是多法相兼。

1. 温阳兼解毒法：多见于素体虚寒或久病致寒者，又兼有热毒内聚，可见形寒肢冷，少气无力，大便溏薄，舌质暗淡，苔薄白，脉沉缓或沉迟。治宜温补助阳兼以解毒。常用解毒药以温性为佳，如蟾皮、蜈蚣、全蝎等。其中蜈蚣既能温散又是解毒之品，现代已有人从中提取出抗癌有效的成分。

2. 温阳兼以化瘀法：因恶性肿瘤是由机体正常细胞转变而来，这种突变导致了肿瘤细胞的增殖旺盛与凋亡受阻，也阻止了血脉的运行，从而导致血络聚结成为瘀血，见瘤体疼痛，舌质暗或舌体有紫暗斑块，形体喜温畏寒，脉沉迟。此治宜温阳散寒、通络化瘀，常用药物如桂枝、肉桂、吴茱萸、附子、炮姜等，本患者即用了大剂量的黑附子温阳散寒。

3. 温阳兼以化湿法："阳化气，阴成形"，阳虚气分功能失职，会使水湿聚而生痰，痰湿阻滞血络即结而成瘤，所以癌瘤肿大。阳气不足，化湿无能，可见不欲饮食，胃脘胀满，舌苔白腻，脉弦或滑，常用药物可根据寒湿、湿热的不同而选取。寒湿多用天南星、姜半夏、白芥子等，湿热多选用川贝母、浙贝母、瓜蒌等。

本患者首诊见苔薄腻微黄，所以应用了浙贝母。

4. 辨阴寒时，应辨清实寒与虚寒的不同。实寒多为寒凝积聚气血而成瘤体，所以治疗虚寒多以温阳扶正为主，实寒瘤体则以温散化瘀为主。

5. 温阳扶正法虽然比较重要，但也不能将温阳药堆积一块应用，尚要辨清五脏六腑各自阳虚的不同，量体裁衣，有所针对。本例是以肾阳虚为主，所以应用了大剂量的黑附子、鹿角胶以温补肾阳。

6. 应用温阳药治疗时，一定要注意温热药伤阴的一方面，以防顾此失彼，必要时可兼用养阴药。所以方中在温补肾阳的同时，加用了山萸肉、龟板以阴中求阳。

十三、转氨酶升高：误用五味子降酶

转氨酶指的是谷丙转氨酶（ALT）和谷草转氨酶（AST）两种酶高出正常值，是肝功异常的指标。凡是两酶增高，即提示是肝细胞被破坏，甚或肝细胞坏死，重则导致肝纤维化，进一步会形成肝硬化。所以，两种酶正常是医者必须认真重视的。有人曾研究认为五味子能降酶，也有过此类的相关报道。五味子能不能降酶，凡是遇到两酶增高者皆可以应用五味子吗？笔者认为，在中医辨证的前提下，绝大部分不可以应用。

"转氨酶""肝炎"，中医无此病名。如出现黄疸，可列入"黄疸"病名下；如遇到两胁胀痛，可到胁痛"肝着"名下。病名不重要，重要的是找出的机理，即病机。从各种肝炎的病机发病来看，最多见的是肝胆湿热型、肝郁脾湿型、脾虚湿盛型、寒湿阻遏型、胆腑郁热型等。从中可以看到肝炎的发病，多数是有湿蕴为患，其次是虚，热也兼在其中。再看五味子，性温，味酸，归肺、肾、心经，有敛阴生津的作用。如内有湿盛者，则不可用五味子，用之会收敛生津之性，让湿更盛更不易解。其次，温性药不能用在热盛之病中。所以，上属各类肝炎转氨酶增高的情况，不可误用五味子治疗。

病案1：

陈某，男，27岁，山东省德州市第一棉纺织厂工人，1995年3月30日就诊。

少食10天。一年前查HBV大三阳，谷丙转氨酶250，随住某市人民医院，20天肝功能正常后出院，但出院不到一个月，查肝功转氨酶再次升至285，又住院一个月。近10天因无力少食，查肝功，谷丙转氨酶又升至255，HBV大三阳。患者诊时哭着说："王大夫，求您快给我治好吧。如再治不好，我的未婚妻就要跟我分手了。"

诊时：不欲饮食，食后胃脘及右胁下胀痛，时有隐痛，口干口苦，时有恶心欲呕，周身无力，大便正常，小便黄，舌苔薄腻色黄，脉沉细。

病机：肝胆湿热，脾胃不合。

治则：清肝胆祛湿热，健脾和胃。

处方：郁金12克，香附12克，枳壳12克，生地30克，八月札12克，半枝莲30克，白术15克，砂仁5克，莲子肉20克，栀子10克，通草10克，车前子15克。

水煎，日服2次，6剂。

1995年4月6日：前后各症减轻，仍小便黄，周身无力，再进前方20剂。

1995年4月27日：药后各症明显减轻，食欲增加，周身力气增加，再进前方继服20剂。

1995年5月20日：药后各症消除，一切正常，查肝功各项指标正常。再进原方20剂，隔日1剂。

2011年7月3日，患者前来诊查，高兴地说，1996年已和未婚妻结婚，现孩子都15岁了。查HBV小三阳，谷丙转氨酶56 U/L，谷草转氨酶45 U/L，γ-GT：50 U/L，B超：肝胆脾胰腺均正常。口干，时有口苦，二便正常。舌质正常，舌苔薄白脉弦。

处方：郁金12克，香附12克，枳壳12克，生地30克，虎杖15克，半枝莲30克，八月札15克，山药20克，莲子肉20克，赤芍12克，栀子10克，甘草12克。

水煎两次，日服2次，20剂。

2011年8月1日：药后口干口苦消除，肝功各项均正常。

按：本例乙肝患者完全中药治疗，没用一片西药、一种针剂，至今基本保持肝功正常，说明该方治疗乙肝疗效稳定，并没有其他毒副作用，但是否能对完全清除乙肝病毒，尚需要观察。笔者认为，患者目前未治愈，一是服药时间可能过短，二是方子的药物组成尚需改进。

病案2：

郝某某，男，45岁，内蒙古赤峰市某企业老板，2012年6月12日就诊。

周身无力一年。两年前查：丙肝抗体阳性，肝功异常。近两年来在当地无间断治疗，未效。

诊时：周身无力，口干口苦，不欲饮食，时胃脘胀满并连及两胁胀痛。近半月来时有咳嗽，吐痰量多，痰色时黄时白，黏稠不易吐出，大便正常，小便黄。舌苔薄腻微黄，脉弦数。谷丙转氨酶175 U/L，谷草转氨酶150 U/L，γ-GT：140 U/L，胆红素：31 μmol/L。

病机：肝胆湿热，气滞血瘀。

治则：清利肝胆湿热，疏肝气活血络。

处方：郁金12克，炒香附15克，醋制鳖甲30克（先煎30分钟），生地30克，丹参20克，虎杖15克，赤芍15克，泽泻20克，猪苓15克，生大黄12克，半枝莲30克，薏苡仁20克，生山药20克，莲子肉20克，淡竹叶12克，川贝10克，白花蛇舌草30克。

水煎2次，日服2次，30剂。

2012年8月23日：服药后除右胁下时有隐痛，其他症状基本消除。近查肝功，各项指标均正常。舌苔薄腻色白，脉弦。

泽泻20克，郁金15克，鳖甲30（先煎30分钟），虎杖15克，川贝10克，太子参15克，山药20克，莲子肉20克，垂盆草20克，半枝莲30克，白术15克，石斛15克，猪苓15克，竹叶12克，甘草12克。

水煎2次，日分2次服用，30剂。

2012年10月16日：电话随访，现各方面情况良好，饮食正常。近查肝功，各项指标均正常。

按：本案丙型肝炎，辨证为肝胆湿热、气滞血瘀。方中加用鳖甲30克，一则柔肝体，二则配合丹参、赤芍以软坚化瘀，以防肝纤维化。这样湿热得除，肝郁得解，血络得通，所以治疗一个月即肝功正常。

【体会】从案1和案2来看，二者皆为肝胆湿热，皆没有应用五味子，皆用一清利肝胆湿热之剂而治愈。

1. 五味子能降转氨酶的提法是成立的。解放军302医院对此进行过研究，最后证明五味子确实有降低转氨酶的作用，当时就提出其对肝肾阴虚者效果好，对湿重于热、湿热并重，兼有瘀症、黄疸，以及乙肝表面抗原、乙肝e原、乙肝核心抗体明显持续"三阳"者的降酶效果差。即虽能降酶，停药或减量时常可使转氨酶反跳，且反跳率可达50％以上。五味子粉和蜜丸剂量较大时对胃有刺激作用，可有反酸、烧心不适，但多能耐受。

2. 还是要以辨证为前提。在肝肾阴虚的情况下，可以大胆应用五味子，在肝胆火盛、湿热内蕴或脾虚湿盛的情况下绝不可以误用。

3. 著名肝病专家尹常健教授在《肝病临证十法》中说："湿热作为阶段性病理产物在各种急、慢性肝病中存在极为广泛""促进肝细胞修复和再生，从而使血清转氨酶降至正常范围。"常用中药有败酱草、板蓝根、大青叶、双花、杭菊、连翘、黄芩、黄连、白花蛇舌草、蒲公英、生甘草、田基黄、龙胆草，还有车前草、竹叶、赤小豆、通草、灯心草、茯苓、薏米、猪苓、苍术等，此类清热利湿药常与解毒药同用，从而加大解毒药护肝降酶的疗效。

十四、肾虚病证：误用六味地黄汤

肾虚所导致的病证极其广泛，常常会贯穿在内、外、妇、儿、五官、皮肤等所有的病证之中。如出现腰酸背痛或性功能低下等症，人们常认为是肾虚，会自己服用六味地黄丸补肾，医者若不认真辨证，有时候也会处以六味地黄汤类的药方。实际上，肾虚是一广义名称，包括肾阳虚、肾阴虚、肾气虚、肾精虚。临床所见，有的病证，可能是一种证型的肾虚，也可能会出现两种、三种甚或四种证型的肾虚同时出现。所以，如辨证不明确，只是习惯性应用六味地黄类治疗，就会出现误治。认真辨证，分清不同的肾虚证是十分重要的。

肾气虚和肾阳虚从阴阳属性方面，二者同属于阳，但肾气虚不等于肾阳虚，而肾阳虚能包括肾气虚在其中，也可以说，肾气虚是肾阳虚的早期，肾气虚严重者会出现肾阳虚，肾阳虚是肾气虚的进一步发展。

肾阴虚和肾精虚在阴阳属性方面同属于阴，但肾阴虚和肾精虚是完全不相同的。肾阴包含着润养全身的津液，肾精包含着先天之精及后天之精，充养着全身的血液并成为血液中的重要组成部分。即肾精包含着肾阴的一部分，但肾阴不包含肾精。

病案1：

张某某，51岁，2012年2月16日就诊。

少寐3年，近日加重。3年来每日难以入寐，经常服用安定片才可入睡3个小时，否则彻夜不眠，即便入睡也是多梦，伴有腰痛，时时头晕，耳鸣，双手心夜里灼热，食欲尚可，二便正常，舌边有3个溃疡点，苔薄白，脉沉细。

病机： 肾阴亏虚，水不济火，心神失养。

治则： 补肾水，益心火，安心神。

处方： 山萸肉20克，山药20克，熟地30克，泽泻15克，女贞子20克，当归12克，川芎12克，枣仁20克，莲子肉20克，远志10克，枸杞20克，夜交藤30克。

2012年2月23日：药后能入寐3个小时，舌边溃疡仍在，他症均有减轻。上方加地黄30克，龟胶12克。

2012年3月10日　药后入睡已达5~6个小时，舌边溃疡消失，其他症状明显减轻，服六味地黄丸5盒。

按： 少寐本为心之症，可患者除少寐外，还有头晕、耳鸣、手足心热等肾阴虚证，肾水不能上济心火，心神失养、神智失常即致少寐，肾阴得充，心火得降，心神得安，故少寐即愈。

病案2： 面部疾病治宜补肾精案

周某，女，34岁，北京市某局公务员，2012年4月4日就诊。面部皮肤板硬2年，曾诊为"系统性硬皮症"。CT示：肺部间质轻微改变。曾应用双密达摩、甲胺碟林、激素等4个月未效。

诊见整个面部灰暗且以前额明显，触之不敏感且板硬干燥，针刺也不会感觉痛，自感面部紧胀灼热，时有痒感，活动后加剧，整个身体皮肤干燥，双手心热，双足凉，周身无力，大便日一次，黏稠，如着凉风即腹泻两次，月经周期正常，行经两天，色深红，近年来月经量逐月减少。舌质嫩红，苔薄白，脉沉细。

病机： 肾精亏虚，虚火内炽，皮肉失养。

治则： 滋补肾精，清降虚火，润养皮肉。

处方： 山萸肉20克，山药20克，丹皮12克，泽泻12克，女贞子20克，生地30克，当归15克，川芎15克，莲子肉20克，枸杞20克，麦冬15克，鳖甲30克，（先煎）菟丝子20克，龟板30克先煎，石斛20克。

水煎2次，日2次服，7剂。

2012年4月15日：药后面部皮肤自感轻松，其他症状减轻，以前方继服14剂。

2012年5月5日：自感面部皮肤已软如病前，面色亦红润，唯前额仍呈暗灰色，继服前方14剂。

2012年5月28日：共服药35剂，面部板硬完全消失，面色如前，他症消失，再以六味地黄丸5盒善后。

2012年10月22日：因感冒前来就诊，面色红润，皮肤正常，原病未再复发。

2013年1月18日电话随访：述说面部一切正常，病未再现。

按：硬皮症属于中医之中的"皮痹"，现代医学属于结缔组织病，现无有特效药物治疗。从该患者的症状看，没有明显的肝、肺、心、脾的病理表现，只能辨证为阴虚证，可什么脏腑阴虚却无从确认。笔者认为，在这种情况下，多责于肾。因为肾为先天之本，内含元阴元阳，元阴亏虚必波及他脏及全身各组织器官，故最后确诊为肾精虚，不能濡养皮肤所致，采取"上病治下"，滋补肾中阴精，使皮肤得养，虚火得降，而硬皮消失。

病案3：

蒋某，女，44岁，上海人，2018年7月3日初诊。

痛经两年，近3个月加重。月经周期正常，每次经来前5天开始腹痛，经来两天后，腹痛才会停止，有血块、色暗，血量较多，平时无精神，时时自汗出，如活动后汗出会加剧，头晕、时头痛，大便日一次，质干。末次月经6月6日，舌质薄白，脉沉。

病机：肾气亏虚，血运无力。

治则：补肾气，行血止痛。

处方：山茱萸20克，炒山药20克，熟地黄30看，菟丝子20克，醋香附15克，当归20克，川芎15克，火麻仁12克，炒白芍15克，川断20克，寄生20克，生黄芪15克，生龙骨20克，生牡蛎20克，巴戟天13克，太子参15克。

水煎服，7剂。

2018年7月30日：患者来电述本次月经前几天已无腹痛，行经第一天有轻微腹痛，再按原方服14剂。

病案4：

曾治王某，男，70岁，2011年11月29日就诊。

咳嗽月余，近10天加剧，多次诊治服用中西药未效。

刻诊：咳嗽阵作，活动后加剧，气喘，喉中痰鸣，吐痰量少，色白，平时即腰酸背痛，头晕耳鸣，大便正常，小便每夜3~4次。舌苔薄白，脉沉迟细。

病机：肾气亏虚，纳气无权。

治则：益肾纳气，止咳平喘。

处方：山萸肉20克，山药20克，诃肉20克，补骨脂15g，巴戟天15克，续断20克，续断20克，桑寄生20g，炒杜仲15克，菟丝子20克，五味子10克，诃子12克。

水煎服，日1剂，7剂。

2012年1月7日：服药7剂，咳嗽基本消除，他证皆消。因患者不愿再服中药煎剂，求配药丸服用。

处方：山萸肉100克，菟丝子100克，山药100克，莲子肉100克，蛤蚧2对。

以上研为细末，炼蜜为丸。每次1丸，日3次。

2012年3月15日：患者儿子来电话说，现在各症皆消除，各方面情况良好。

按：肺主呼气，肾主纳气，肾气虚则纳气无权，故咳喘以活动后加剧。处方益肾气，补肾精，纳气正常，则咳喘自平。

病案5：

王某，女，51岁，北京市门头沟区某社保职工，2012年8月13日就诊。

双下肢冷痛一年多，诊为双膝关节骨质增生，一直未间断应用中西药品治疗，皆未收效。

诊时：双下肢沉重冷痛，以双膝关节及膝下腓肠肌痛重，呈冷痛，此时三伏大热天，仍然上身穿两件上衣，下身穿两条秋裤，外穿一件厚布裤子，双膝还包有护膝。即使这样，两个小腿（腓肠肌）还时有抽搐痛，夜间入睡后时常痛醒。全身畏寒怕冷，每天下午及晚上加重。轻微腰痛背痛。经常口干口苦，大便正常，小便细长，排出费力，夜尿3次，白带不多、色白，舌质淡白，苔薄白，脉细弦。

病机：肾阳亏虚，筋骨失养，气血瘀滞。

治则：温补肝肾，强健筋骨，通络止痛。

处方：萸肉20克，山药20克，莲子肉20克，熟地30克，黑附子10克，鹿胶12克，川断20克，乌梢蛇15克，灵仙20克，防风10克，菟丝子20克，当归15克，川芎12克，狗脊15克。

水煎2次，日2次服，7剂。

2012年8月20日：药后双下肢冷感及痛皆有减，前方加骨碎补15克，肉桂12克，寄生20克，14剂。

2012年9月3日：药后已减去一件裤子及护膝，痛已明显减轻，再以前方继服14剂。

2012年9月20日：药后双下肢冷痛基本消除，穿衣已完全进入常人状态，小便正常，舌质淡白，苔薄白，脉沉细。仍以前方继服14剂，可隔日1剂。

2012年10月9日：现一切正常，但未敢停药，仍然每两日服1剂。

2013年1月电话随访：现一切正常。

按：从该患者在炎热夏季的穿衣来看，诊为肾阳虚无误。肾主骨生髓，所以肾阳不能温养膝骨致增生，阳虚则寒盛，寒则血凝，致气血瘀滞不能通畅造成痛剧，应用壮骨止痛要方加减而成温肾阳壮筋骨、活络止痛之剂。

病案6：

王某，女，70岁，山东省夏津县某局退休职工，2010年8月30日就诊。

腰腿痛4个月，近月来加剧，曾在某市二院拍X光片，诊断为"腰椎骨质疏松，椎管狭窄"，经中西药、推拿、针灸等法治疗均未效。

诊时：腰痛，不敢弯腰，如弯下腰且不敢伸直，否则疼痛难忍。双下肢沉重而痛，如遇阴雨天症状加重。时头晕、耳鸣，左重右轻，双目夜间视物不清，饮食正常，二便正常，舌苔薄白，脉沉细。

病机： 肝肾精血亏虚，筋骨失养。

治则： 补益精血，充养筋骨。

处方： 灵仙20克，防风12克，当归15克，川芎15克，熟地30克，白花蛇12克，狗脊15克，骨碎补15克，龟胶15克，川断20克，寄生20克，菟丝子20克。

水煎2次，日2次服，10剂。

2010年9月10日：药后腰腿痛明显减轻，前方白花蛇改为乌梢蛇15克，继服20剂。

2010年10月25日：共服药30剂，腰腿痛基本控制，已能弯腰直腰，洗菜做饭仍时有头晕耳鸣。以前方服用20剂，后10天可隔日1剂。

2010年11月25日：唯时有轻微耳鸣，腰腿痛已完全消除，为了巩固疗效，患者愿再服20剂。

2012年11月10日：电话询问得知，患者近两年一直未再犯腰腿痛。

【体会】

1. 肾阴与肾精二者性同质异，生理与病理紧密相连，肾精虚包括肾阴虚在其中，单独的肾阴虚则不包括肾精虚在内。单纯肾阴虚可单补肾阴，而肾精虚则要阴、精同时补益，可用六味地黄类加减。

2. 肾阴虚和肾精虚往往和肝相连而成为肝肾阴虚，所以见此既要补肝肾之阴又要补肝血，可应用六味地黄类加减。

3. 很多慢性病所见的肾精虚不可妄补后天，尤其是对兼有脾虚者，更要采补后天而益先天之治。

4. 在治疗肾阴虚或肾精虚时，应用滋补阴精药要防滋腻伤脾胃，还要防寒凉伤及阳气。

5. 从以上病案来看，肾阴虚或肾精虚的病证皆可以应用六味地黄类。如遇肾阴虚或肾精虚又兼有寒湿或湿热时，滋补肾阴或肾精时要注意防其湿腻脾之弊，或不应用六味地黄类药。

6. 各种退化性骨关节疾病责在肝肾，因肝主藏血，肾主藏精，主骨生髓，所以骨关节病多在筋骨及精血。精血同源，肝肾同治，在补肝血及益肾充骨，可使筋骨健，则疼痛消。

7. 对肾的辨证，必须辨其肾气虚、肾精虚、肾阴虚、肾阳虚或肾气虚肾精虚相兼，肾阴虚、肾阳虚相兼，甚则气、精、阳俱虚的不同。

8. 治疗肾阳虚时当温补肾阳，但温补不可伤及肾阴及肾精，多用鹿胶、菟丝子之类。治疗肾阴虚时，补肾阴不可伤及肾气、肾阳，多用龟胶、女贞子之类。

9. 六味地黄丸中的六味药，可用在肾阴虚、肾精虚的病证之中。在肾气虚、肾阳虚的病证中，可选用其中的萸肉、山药以阴中求阳，不用丹皮、泽泻以免寒凉伤阳。由此可见，六味地黄丸并不是对所有肾虚证都适用。

十五、慢性胃病：误用大剂量砂仁

慢性胃病，主要包括浅表性胃炎、糜烂性胃炎、萎缩性胃炎胃溃疡等，还有一种是经常不欲饮食、胃脘胀满或隐痛，或伴有嘈杂吐酸等，但西医各项检查均显示无病变。以上各种慢性胃病，从中医方面分析，多数是胃的收纳腐熟功能失常，胃气下降、喜湿恶燥的特性受到挫伤所致，一般可分为肝气犯胃型、脾胃气虚型、脾胃虚寒型、湿热中阻型、胃阴亏虚型、瘀血内阻型、肝胃郁热型等。

我们经常应用砂仁治疗各种慢性胃肠病，经常用香砂六君子汤。如砂仁用药量大或配伍不当，不但起不到好的效果，甚则效得其反，所以在治疗慢性胃病时，砂仁用量宜小不宜大。

（一）古代应用砂仁情况

砂仁，原名缩砂密，又名缩砂、阳春砂、春砂等，其性温、味辛，是古今医家多喜擅用治疗各种慢性胃肠病的药物之一。它具有温胃化湿、和胃止呕之功，因还有香气走窜的特点，所以容易伤津耗液。临证中我们必须注意这伤阴的一方面，尤其是挟有阴虚、血虚者，应用砂仁更要注意剂量的大小。

1. 常用的香砂六君子汤原方剂用量为：人参3克，白术6克，茯苓6克，半夏3克，木香2克，甘草3克，陈皮2.5克，砂仁2.5克，生姜6克（《古今名医方论》）。

2. 常用的参苓白术散原方剂用量（原剂量为"斤"计量，现今换成为"克"）：人参1000克，白术1000克，白茯苓1000克，莲子肉500克，薏苡仁500克，缩砂仁500克，桔梗500克，白扁豆750克，甘草1000克，山药1000克（《太平惠民和剂局方》）。

此上两方可见，其中砂仁量也为最小。

再看古代对砂仁的应用，如《本草经疏·卷九》中说："凡腹痛属火，泄泻得之暑热，胎动由于血热，咽痛由于火炎，小儿脱肛由于气虚，肿满由于湿热，上气咳嗽由于火冲，迫肺而不由于寒气所伤，皆须详察鉴别，难以概用。"

《本草求真》中对砂仁的应用曾说："多属虚寒，治须用此，否则即禁。"还说"水衰而见咽喉口齿燥结者服之，岂能是乎"。由此可见，古代用砂仁的适应症是非常明显的，即虚寒湿者可用，阴虚火旺者禁用。

（二）为什么治胃肠病砂仁用量宜小

1. 古代对胃的认识

古代往往脾胃二者并提，因二者同处中焦，具有阴阳相合、升降相合、燥湿相济的特征，脾为阴脏，胃为阳腑，脾喜燥恶湿，胃喜润恶燥，脾气主上升，胃气主下降，二者具有不同的生理特征。

但自明朝以前，论述脾运较多，述及胃阴较少，明末喻嘉言才开了阐述胃阴这一方面的先河，至清朝叶天士才正式针对胃阴提出了"太阴阴土得阳始运，阳明阳土得阴自安"的论点，同时提出了润养胃阴法、甘凉濡润法、酸甘化阴法、清养胃阴法等治胃方法，他常以甘平、甘凉濡润之品以养胃阴，每选用石斛、麦冬、扁豆、粳米、山药、莲子肉、天花粉、玉竹、沙参等。他认为，甘凉相会，润而不腻，养而不燥，甘则能通，凉则能润，津液来复，胃气自然下降。他还提出了"胃喜柔润，非阴柔不肯协合"的观点。由此可见，润养胃阴的合理性及重要性，反之即可看到伤及胃阴的危害性。

2. 现代对胃的认识

胃阴的重要性及胃气主下降的特点，也同样得到了现代医学的认可。当出现慢性萎缩性胃炎时，其消化道黏膜的肌层萎缩，胃酸及消化酶的分泌也会随之减少，这时如果应用过于香燥伤阴药，必定会影响胃肠内津液的分泌致病情加重。

（三）如何应用砂仁剂量

国医大师路志正先生治疗萎缩性胃炎时说："过用辛香温燥之品，则有竭阴耗液之虑。"全国著名中医学家董德懋先生即是善治脾胃同病的典范，他运用"东垣升脾阳，天士养胃阴"的理论，对砂仁的用量小至每次5克。他对砂仁、木香、香附、乌药4种药的应用曾说："砂仁行气而醒脾开胃，能芳香化湿。临床常酌选其中二三味小量（3~5克）配用，每取良效。"（《名老中医之路》第二辑，山东科技出版社，1982年）

国家级名老中医巫君玉先生特别注重对胃阴的调治，他认为治疗各种慢性胃炎，应少量应用香燥行气药以免伤耗胃阴，经常用砂仁4克。他对胃阴虚的诊断，多以舌红少苔或无苔为依据。对于浅表性胃炎恢复胃内的气津充养非常必要，所以他特别注重对胃阴的养护，并防香燥药伤阴。

单独的胃病还好，但往往是脾胃同病，脾与胃又是一脏一腑、一阴一阳、一喜润一喜燥、一升一降的不同，所以应用砂仁时，必须在辨证清楚的前提下二者兼顾。尤其是脾湿热又兼有胃阴虚时，做到健脾化湿不伤胃阴、柔润胃阴又不助脾湿才为上策。

病案1： 赵某，女，46岁，北京市西城区某物业公司职工，2012年3月20日就诊。

胃脘胀满两年。2010年7月15日胃镜诊断："中度慢性胃炎，伴粘膜肌增生"，久服用中西药未效。

诊时胃脘胀满，以食后明显，如食凉则胀满加剧，自汗、盗汗、少寐，食欲较差，饮食量较少，身体明显消瘦，二便正常。月经已两个月未至（初次月经11岁），舌质暗苔薄白，脉沉细。

病机： 脾胃气阴两亏。

治则： 健脾气，益胃阴，增食欲。

处方： 太子参15克，白术15克，莲子肉20克，山药20克，砂仁5克，枳壳12克，木香10克，姜半夏10克，鸡内金12克，茯苓15克，石斛15克，炙甘草10克，竹茹10克。

水煎2次，日2次服，7剂。

2012年3月28日：服药后胃脘胀满明显减轻，盗汗、自汗减少，仍少寐。前方加香附12克，7剂。

2012年4月7日：入寐较前好转，盗汗、自汗基本消除，胃脘胀满未减，食欲未增，前方加吴茱萸6克，14剂。

2012年4月25日：服药后各症明显减轻，饮食有增，前方14剂，可隔日1剂。

2013年1月25日：经上半年的治疗，各症皆消除，饮食正常，体重已增加1公斤，月经一直未至，因近日又出现自汗及盗汗来诊。

按：该患者慢性胃炎属脾气虚、胃阴虚，故要做到健脾气不伤胃阴，补胃阴又不可助其脾湿。方中以太子参、白术健脾，石斛、山药、莲子肉益胃阴，砂仁只用5克以和胃降逆。这样，脾气得补，胃阴得复，各症消除。

【体会】

1. 治疗各种慢性胃病，小剂量砂仁的应用是根据胃的生理特性及病理变化而订的，笔者常用剂量在每剂药5克以下。

2. 对于舌质光剥的光板舌，属胃阴亏损极度严重者，最好不用砂仁，以免伤及胃阴。

3. 如果必须应用砂仁降逆和胃，可以在处方中加大养胃药如石斛、花粉之类，以减少砂仁伤胃阴的作用。

4. 如果遇到脾湿盛又兼有胃阴虚的病患时，可以应用山药配合莲子，即能做到化湿不伤阴、养阴不助湿。

十六、胃下垂：误用补中益气汤

胃下垂是一种功能性疾病，指因膈肌的悬力不足，支撑胃的韧带松弛造成的胃体下垂，即胃小弯弧线最低点至两侧髂脊联线的位置低下，低下1~5厘米为轻度胃下垂，5~10厘米为中度胃下垂，10厘米以上为重度。

胃下垂中医名为"胃缓"，这早在《内经》中就有论述。《灵枢·本藏》篇："肉䐃坚大者胃厚，肉䐃么者胃薄，肉䐃小而么者胃不坚，肉䐃不称身者胃下，胃下者下管约不利，肉䐃不坚者胃缓。"本病多因脾胃气虚、中气下陷所致。医者多惯用李东垣的补中益气汤治疗，这无可非议。但不属于中气下陷也不在少数，大多都是中焦湿热、肝郁气滞胃气阴两虚或胃热气上逆的脉症，这样如果应用补中益气汤补益中气，势必会效得其反。

胃与脾同居中焦，共同维系着饮食物的吸收、消化与运化。胃属六腑之一，为阳中之阳腑，其气主下降，以下降为顺，其质体喜柔润恶干燥，主持饮食物的吸收与消化，其体腔收纳水谷，必占居一定的位置，但必须依靠阳气的温养、推举和阴气的滋补以行使正常的功能，抵抗外来邪气的侵袭。其中受脾气的升提，也是重要的一环，这样才会促进胃肠平滑肌的正常运作，保持胃体的正常位置。

参阅古今医学对此方面的论述，认为除去中气下陷而致的胃下垂，尚有以下几种类型。

（一）脾胃气阴两虚型

多见于各种慢性胃炎，其主症多见不欲饮食，胃脘胀满，时有隐痛，口干舌燥，周身无力，气短少言，形体消瘦，大便干，舌苔薄白，脉细缓无力。治宜健脾气，益胃阴，方用六君子汤加味。

病例1：

田某某，男，42岁，山东省乐陵市农民，2009年4月20日就诊。

胃脘胀痛两年，近月加重。自述因劳累饮食无规律所致，经某市级医院诊为"浅表性胃炎，胃下垂"，胃小弯角切迹在髂脊连线下3.5厘米，经服补中益气丸未效。

诊时仍胃脘胀痛，以饭后为主，不欲饮食，周身无力，消瘦，口干，大便正常，舌质色正苔薄白，脉沉细。

病机： 胃阴虚，脾气虚，运化失职。

治则： 健脾气，养胃阴。

处方： 太子参15克，山药20克，莲子肉20克，天花粉15克，石斛15克，白术15克，枳壳12克，砂仁5克，炙甘草10克，生姜12克，大枣20克。

水煎服，6剂。

2009年4月28日：药后各症状减轻，饮食有增，脉舌同前，仍以前方继服30天。

2009年5月30日，经治疗，各症状消失，脉沉细。再以前方服10剂后，可改服用香砂六君子丸两个月。

2009年9月10日，患者亲友来医院说，现一切状况良好。去市级医院钡餐透视，胃下垂消失。

（二）胃阴气虚型

胃体喜润恶燥，各种慢性胃炎若时间长久，胃黏膜失去分泌功能，可造成胃阴减少。再者，胃阴还得靠先天肝肾之阴的滋补，当胃失去了分泌功能，又失去了先天补益，则可出现胃阴亏虚，胃失去滋养下垂，其症多见口干舌燥喜饮，胃内有灼热感或胃脘隐痛，舌少苔或花剥苔而干，或光舌无苔。治重滋胃阴，养提胃体。

病案2： 引刘荣氏胃阴亏虚致胃下垂案

魏某，女，34岁，农民，1986年5月21日就诊。

胃脘胀满，入夜尤甚已一年之久，伴两胁胀满不舒，纳差，晚间不能进餐，若进餐则胀甚不能入眠。经钡餐透视诊断为"胃下垂"。服中药补中益气之剂更甚。诊见面色少华，形体消瘦，口苦咽干，闭经。舌红少苔，脉弦细。

病机： 肝肾阴亏，脾胃虚弱，脏器下垂。

治则： 滋养肝肾、理气养血为法。

处方： 沙参10克，麦冬10克，生地25克，当归10克，川楝子3克，枸杞子15克，白芍15克，川芎6克，香附15克，郁金10克，厚朴6克，鸡内金10克。

水煎服。

连服3剂，症状减轻，食欲增加，晚间进食亦能睡。以原方加减出入治疗月余，服药30剂而愈，月经来潮。

按： 胃下垂，临床多以脾气下陷为治，本例亦曾服补中益气之品，但不见效。详审病史，患者有失血病史，肝肾阴虚病变悉具。肝肾阴虚，精血不足，气机升降失司，取法疏肝养阴之剂，佐以和胃。辨证施治合拍，取效迅捷（青岛出版社《诊籍续焰》，1992年）。

3.脾胃虚寒型

脾胃居中焦，为后天之本，当脾胃阳虚寒盛之时，收纳及运化功能皆极大下降，一者不能供养全身，二者亦难自养，日久致胃体下垂。症状多见不欲饮食，周身无力，畏寒致冷，大便稀薄，舌苔薄白，脉沉迟无力。

病案3： 引袁大仲氏的中阳亏虚案

吴某，男，39岁。1975年7月31日初诊。

胃痛嘈杂、纳谷不馨3年。食后脘闷，腹部胀坠，空腹隐痛，喜按喜暖，泛吐清水，畏寒嗜卧，食生冷之物及劳累后胃痛加剧。近三个月发作较频，且清晨腹泻，气短乏力，腰腹胀坠，面色苍白，形体消瘦。舌淡苔白，脉弱。上消化道钡餐：胃空腹无潴留液，呈无力型，胃小弯位于双髂脊连线下7厘米。

病机： 中气下陷，脾胃虚寒，诊为胃缓。

治则： 升阳举陷，温补中州。以自拟益气举陷汤治之。

处方： 炙黄芪120克，防风3克，枳实12克，白术9克，罂粟壳6克，葛根（煨）12克，熟附子12克，诃子12克，山萸肉10克。

水煎服。

服药4剂，纳谷渐馨，胃痛若失，胀坠渐减，乏力减轻，二便如常，舌淡苔白，脉濡缓。继服50剂，诸症悉除，体力渐复。钡餐复查，胃位置正常。随访两年，病未复发。

按： 病无常势，药无定方。现代治疗胃下垂，多习用补中益气汤。因笔者所用之方从补中益气汤方义，选用药物出入较大，故暂名益气举陷汤。方中重用黄芪以补中益气，以白术、防风醒脾燥湿，伍黄芪以健脾益气，配熟附子以温阳助气化，佐枳实、葛根取其行气升清，用罂粟、诃子、山萸肉收敛阴气，与葛根、防风、枳实成相互制约之势，旨在中气得补，气机得疏，阴气聚敛，清阳上升之功。幸中病机，诸症消除，胃体得以恢复（青岛出版社《诊籍续焰》，1992年）。

除以上证型外，再如田家训的胃气上逆、气滞血瘀致胃下垂案（《诊籍续焰》，青岛出版社，1992年），还有如杨泽民的脾胃湿热致胃下垂案（《首批国家级名老中医效验秘方精选（续集）》）等，皆可说明胃下垂可多原因而致，并非中气下陷一个方面。

【体会】

1. 西医诊断胃下垂，中医需辨证才可下结论是否该应用补中益气汤。

2. 胃下垂属于胃肌迟缓性疾病，用药一定注重护卫脾胃，以免伤及胃肌功能，所以活血化瘀、寒凉破气、降气泻下类药物慎用为好。

3. 胃下垂属于中气下陷者有之，不属于中气下陷者也并非少数，所以不加辨证或辨证不清不可误用补中益气汤。

十七、遗尿：误用固涩缩尿药

遗尿是指自主或不自主的排尿过多，少则日排尿十几次、重则几十次，或时时尿下，不计数，古时称"遗溺"，也可出现在西医的慢性尿路感染、慢性肾盂肾炎、前列腺炎、前列腺肥大等疾病中。《素问·宣明五气》篇说："膀胱不利，为癃，不约为遗溺。"《灵枢·五癃津液》中说："天寒则腠理闭，气湿不行，水下留于膀胱，则为溺与气。"遗尿虚证多而实证少见，明朝张景岳曾说："遗溺一证，有自遗者………以气门不固而频数不能禁也，又有气脱於上则下焦不约而遗失不觉者，此虚极之候也，总之三者皆属虚证。"张氏还认为这种虚证遗尿，绝不可应用固涩缩尿药去治疗，因为应用固涩之剂是治标不治本之法。他在《景岳全书·遗溺》中说："以治小便不禁者，古方多用固涩……然固涩之剂不过固其门户，此亦证标之意而非塞源之道也。"他认为遗尿与肾有关，但和肺也有直接的关系。《景岳全书·遗溺》中说："小水虽利于肾，而肾上连肺，若肺气无权，则肾水终不能摄，故治水者，必须治气。治肾者必须治肺。"由此可见，凡治疗遗尿证，尤其是虚证的治疗，不可误用固涩缩尿药，以免治标不治本。

案例1：引宋氏脾胃阳虚遗尿案

孙某，女，1969年11月3日就诊。

遗尿十多年，曾多方医治，罔效。及年长，又羞于难言，遂罢医不治。近年来经常感冒，遗尿也日渐加重，有时竟彻夜不敢入睡，苦不堪言。症见面色憔悴，少气懒言。询之，觉周身乏力，鼻中气冷，口淡纳呆，小便清长，且余沥不尽。便溏。舌淡无苔，脉沉无力。

病机：肺脾肾三脏气虚，卫外失司，固摄无权。

处方：炙甘草12克，干姜10克（炮），附子6克（先煎），大枣5枚。

水煎服。

11月7日二诊：上方服3剂，遗尿减轻，效不更方，继服7剂，随愈。

按：观本案患者，经常感冒，鼻中气冷，为肺气虚；遗尿，小便余沥，脉沉为肾气虚；食少、便溏为脾气虚。故方用甘草、干姜温肺益气，附子温经壮阳，大枣补益中州以助运化。气无虚则能御外，阳无虚而能化水为气，感冒，遗尿何患有之！《金匮要略》曰："肺痿吐涎沫而不咳者……必遗尿，小便数，所以然者，以上气虚不能制下故也。"《伤寒论》曰："少阴病脉沉者，急温之，宜四逆汤。"该患者虽非肺痿，亦非少阴伤寒，然其上虚下寒之病机则一。故二方各为一炉，药仅10剂，多年之沉疴赖以得除。由此可见，经方之用，贵在权变（《诊藉续焰》，青岛出版社，1992年）。

验案2：遗尿补肺气案

冯某某，女，51岁，回族，北京市某饮食公司退休职工。2012年6月8日就诊。

遗尿13年，近3年加剧。患者自述有遗尿史13年，在京城多家大医院检查，均未查出器质性病变，几经中西医治疗，但终未见效。

诊时仍遗尿，以下午及夜间为重，如走路快或跑步则尿会自行流出，大声说话或咳嗽尿也会自行流出，所以每日必带用卫生巾，每日换5~8个。平时即使炎热夏天也不易汗出，但周身怕冷，时有心悸不安，气短无力，月经周期正常，行经9~12天，量多色正常，大便正常。

病机：肺气亏虚，膀胱失约。

治则：补敛肺气，固摄膀胱。

处方： 太子参15克，黄芪15克，茯苓15克，五味子10克，当归12克，山药20克，炒白术15克，诃子肉12克。

水煎服，日1剂，7剂。

2012年6月15日：服药7剂，遗尿减去大半，再以前方继服12剂。

2012年7月2日：服以上药共计19剂，遗尿基本消除，快跑及大声说话也不会尿出，已停止使用卫生巾3天。6月23日月经来潮，6天已净，近来周身汗出也较前增多，心悸气短未再发生。为巩固疗效，再以前方服用10剂，隔日1剂。

按： 肺主气，主皮毛，司呼吸，为水之上源。肺气亏虚，除会导致肌表疏松易感、咳嗽、气喘外，也会使下源之水不能固摄，引起小便不固而遗尿，此患者已充分说明了这一点。金元时期朱丹溪治疗小便不通，就说譬如滴水之器，闭其上窍，则下窍不通，开其上窍则下窍必利，这就是我们经常提到的用提壶揭盖法治疗小便不利。反之，小便失禁当治以提壶盖盖法。为什么应用补肺气以提壶盖盖呢？其一，已多年补肾而治疗无效；其二，平时有气短无力、不易汗出、舌质淡白，所以诊其肺气亏虚，方用太子参、山药、黄芪为君补肺气，五味子、诃子肉收敛肺气盖好壶盖为臣，茯苓、炒白术健脾补土生金为佐，当归通达上下为使。诸药合之，肺气得补敛，膀胱之气化得固，遗尿自然会消退。

【体会】

1. 遗尿，多属肾气亏虚、膀胱失约而致，多用补肾气、固摄之治。此案顽固性遗尿曾多年应用补肾固摄法不愈，而以补肺气这种提壶盖盖法治愈。其诊断要点：一为他法久治不愈，二为存有肺气虚的症状表现，如咳嗽、气短或咳时遗尿明显，易感冒等。可见治疗遗尿证，不用固涩缩尿药亦能治愈。

2. 如兼有咳嗽或气喘，或痰多的慢性气管炎，应用以上案例中方剂，也可同样取效。如痰多色白可加入莲子肉20克，陈皮12克，半夏10克；如黄痰可加瓜蒌12克，川贝12克。

3. 如食欲不振，胃脘胀满，可加入枳壳12克，砂仁5克。如兼有腰膝酸痛等肾气虚者，可加入菟丝子20克，补骨脂15克，川断20克，寄生20克。

十八、小便不利：误用利尿药

小便不利，中医称作"癃闭"，是指小便点滴难排，或闭塞不能尿出的病证。尿点滴而短少，病势缓慢称为"癃"；小便闭塞，点滴难通，病情急者称之为"闭"。早在两千年前，张仲景《伤寒论·太阳病证治》篇将感冒后形成的小便不利者称为蓄水证："太阳病，发汗后，大汗出……若脉浮，小便不利，微热消渴者，五苓散主之。"

西医称此病为"尿潴留"，多因泌尿系炎症、前列腺增生肥大、泌尿系结石、尿路肿瘤、肾功能失常等病所致，治疗或以消炎、或以利尿。中医认为本病多责于肾，因肾主二便，肾气促进膀胱的气化而进行正常的尿液代谢，肾气虚、肾阳虚等皆会导致此病，肺气虚、脾气虚等也能导致本病。如辨证不清，单纯用利尿药，不但脏器不得补，更会导致虚中加虚，致病情严重。

病案1：

陈某，女，76岁，1965年10月6日初诊。

小便不通10余天。患者开始因哮喘入院，哮喘尚未控制又并发癃闭，小便点滴不通。曾采用针灸、按摩诸法利小便无效，后予导尿术，但导尿管拔除后，小便复不通。请中医会诊。症见胸闷咳嗽，气逆喘急，痰少黏稠，不能平卧，饮食减少，神疲懒言，大便干，小便黄赤。小腹按之疼痛，舌红苔薄腻，脉沉滑。思之良久，不可再用清利滑窍之法，当遵李中梓所谓肺燥之论"肺燥不能生水，则气化不及州都，法当清金润肺，滋其化源，小便自通"治之。

处方： 紫菀15克，党参9克，麦冬10克，五味子3克，黄芩10克。

水煎服，日1剂。

服3剂后，小便稍通。6剂后小便如常，喘息亦减。

按：癃闭一证，多实多火，常法多用清利。此例属肺热气燥不能生水，故投以清利之剂易耗肺气，则小便不通。治用益气润肺以生津，其小便自通。早在《千金方》即有单用紫菀治妇人卒不得小便。《本草通玄》谓："紫菀辛平而不燥，润而不寒，补而不滞，然非独多用不能速效，小便不通及溺血者服一两立效。"此又为中医治病变法之一例（《诊籍续焰》，青岛出版社，1992年）。

验案2：

侯某，男，24岁，1979年8月10日初诊。

患者于两天前劳动时突感小便闭胀不通，随即来医院就诊而行导尿术。术后腹仍胀，再行导尿术，尿量很少，点滴而下，故来中医科求治。仍小便不通，腹胀不适。患者在尿闭前7~8天曾发烧数日，热退后，则小便不畅，以至尿闭。舌质红，苔白，脉浮缓，诊为癃闭（蓄水证）。

病机：邪迫于里，肺失肃降，气化不利。

治则：宣肺利气，利尿渗湿。投五苓散加味治之。

处方：桂枝10克，茯苓15克，猪苓15克，白术10克，泽泻10克，杏仁10克，桔梗10克，甘草10克。

煎服。嘱回家即服1剂，当晚再服第2剂。

8月11日：上午患者来诊曰昨日服药1剂后即能排尿，共服2剂，排尿正常。

按：蓄水证原载《伤寒论.太阳病证治》篇："太阳病……若脉浮，小便不利，微热消渴者，五苓散主之。"本例在尿闭前曾发热数日，虽经治疗热退，但因表邪未尽而入里，影响肺之通调水道功能，膀胱气化不行，故水蓄于内，诊为蓄水证。治用五苓散以解邪，通阳利水；加桔梗、杏仁宣通肺气。表邪得解，膀胱气化通行，水道通畅，则小便自利（《诊籍续焰》，青岛出版社，1992

年）。

【体会】

1. 从以上几个验案可以证明"肺为水之上源"理论的正确性，由此可见治疗小便不利，应用利尿药只是治标不治本。

2. "肺为水之上源"，除治疗小便失禁及癃闭外，水肿及一些妇科经带病也可以参照以治肺为主。

3. 宣肺气、补肺气的同时千万不可伤及肺阴，例如麻黄辛温，宣发肺气的同时伤肺阴，所以适当的加用百合、山药等增加润肺功效。

4. 黄芪甘、微温，入肺脾二经，笔者常以此药补肺气而取效。因黄芪既补肺气，其气又下达通畅膀胱有利水之功。平补应用生黄芪，温补可应用炙黄芪。

十九、闭经：误用活血通络药

女子年逾18周岁，月经尚未来潮，或月经周期已建立后又中断6个月以上者，称闭经。前者为原发性闭经，后者为继发性闭经，闭经古代称"经闭""不月""月事不来""经水不通"等。《素问·阴阳别说》："二阳之病发心脾，有不得隐曲，女子不月。"《素问·评热病论》："月事不来者，胞脉闭也。"

闭经常见于西医的很多妇科疾病，如多囊卵巢综合征、卵巢早衰、席汉综合征等。所以做一些检查也是必要的，首先排除妊娠，做妊娠试验或B超检查加以确认，再细致询问闭经前后的月经情况，包括月经周期、经量、颜色、血质的黏薄、经前经后的全身症状、饮食、二便、舌质、舌苔、脉象等，辨别闭经的发病类型。

可分为肾气虚型、肾阴虚型、肾阳虚型、肾精虚型、肾气精两虚型、精血亏虚型、脾气虚型、气郁血瘀型、寒凝血瘀型、痰湿阻滞型。前七型是虚证，正气亏虚是本，经血不至是标，所以必须正气恢复，血才会充盈。得在治疗这七种证型时，如盲目应用活血通经药，不但经血不能通开，反而更会伤及正气。明朝的张介宾说得非常清楚，他在《景岳全书·妇人规》中说："血枯之与血隔，本自不同……凡妇女病损，至旬月半载之后，则未有不闭经者。正困阴竭，所以血枯，枯之为义，无血而然。或故以羸弱，或以困倦，或以咳嗽，或以夜热，或以饮食减少，或以亡血失血，及一切无胀、无痛、无阻、无隔，而经有之不至者，即无非血枯经闭之候，欲其不枯，无如养营；欲以通之，无如充之，但使雪消则春水自来，血盈则经脉自至，源泉混混，又孰有能阻之者？奈何今之为治者，不论有滞无滞，多兼开导之药，有其甚者，则专以桃仁、红花之类，通利为事，岂知血滞者可通，血枯者不可通也。血既枯矣，而复通之，则枯者愈枯，其与榨干汁者何异，为不知枯字之义耳，为害不小，无或蹈此弊也。"张氏形容虚证的闭经，是血枯而经闭，如要打通经闭使血至，必要荣养营血，血盈后自然会像如泉水一样，雪水消融，自然流下。有的人治经闭，不辨虚实一律开导疏通，更有的人专门应用桃仁、红花之类通经活血药，辨血瘀的实证可，如遇到虚证则更会伤及正气，导致虚证更虚，致病情加重。闭经的气郁血瘀型、寒凝血瘀型、痰湿血瘀型，可以在解郁散寒、化痰利湿的基础上加用活血化瘀药。所以需要辨证清楚，治疗求本。

病案1：

王某，女，43岁，北京市某医院器械护士，2018年2月19日就诊。

婚后6年未孕，经几次妇科检查：阴道、子宫体正常，双侧输卵管通而不畅，卵泡发育不好。近3年来月经周期极不正常，有时40天，有时两个月，有时6个月不至。上次月经来潮是2017年11月3日，还是应用黄体酮以后才来潮，至今又达3个多月未至。每次月经来潮，血量少、色黑有血块，有轻微腹痛、腰痛。平时经常头痛头晕，时有耳鸣，腰痛背痛，手足凉。饮食正常，二便正常。尿检查早孕试验：阴性。

病机：肾精亏虚。

治则：补肾气、益精血。

处方：龟板30克，熟地40克，黄精15克，芋肉20克，炒山药20克，菟丝子20克，巴戟天15克，肉苁蓉15克，补骨脂15克，当归12克，川芎12克，炒白芍15克，鹿胎膏4克，灵芝15克，桂枝10克。

14剂。

2018年4月6日二诊：药后头痛头晕基本已消失，但仍时有耳鸣，月经未来潮。再以上方加桑葚12克，炒杜仲15克，30剂。

2018年5月10日三诊：服药28剂以后，月经来潮，行经6天，血量较前增多，色暗，有小量血块。再以原方服用30剂。

按： 从中医理论讲，王某婚后6年未孕的原因是肾精亏虚，精血两虚而闭经。这样一则会造成卵细胞发育不好，而且也不能正常排卵，二则也会导致双侧输卵管不能正常畅通。经治疗精血充盈，月经来潮，怀孕的机率也会增加。

案例2： 引徐氏肾虚精亏闭经案

王某，女，38岁，1988年10月12日初诊。

患者14岁月经初潮，期、量均正常。1986年2月行人工流产术流血过多，遂致月经后期、量少，继而闭经。曾就诊于市某医院妇科，诊为"黄体分泌孕酮不足"，行黄体酮注射未愈。诊见面色暗淡无华，头晕气短，形寒神疲，腰膝酸软无力，少腹冷。舌淡苔白，脉沉细无力两尺尤甚。

病机： 此乃肾阳不足，精血亏损，胞宫失养。

治则： 温补肾阳，滋养精血，调理冲任，先图治本。

处方： 熟地20克，山茱萸15克，仙灵脾15克，何首乌20克，当归15克，菟丝子15克，党参15克，枸杞子15克，巴戟天12克，山药20克，续断12克，肉桂6克。

水煎服，日服1剂。

服上方15剂后，诸症明显好转，唯感腰酸微胀，少腹微痛，似乃经水欲行，再用养血温肾通经法。

处方： 当归15克，白芍12克，熟地20克，川芎9克，菟丝子15克，巴戟天12克，何首乌20克，香附15克，泽兰叶10克，鸡血藤20克，肉桂6克。

水煎服，日服1剂。

3剂后，月经来潮，经色淡，量适中。病人自感乏力，腰酸嗜睡。可知其精血渐复，冲任已通，其本尚虚，仍依滋养精血、温补肾阳法，以善其后。

处方： 熟地30克，山茱萸15克，仙灵脾15克，巴戟天12克，何首乌20克，枸杞子15克党参15克，山药20克，当归12克，香附9克，陈皮6克，炙甘草9克。

服上方20余剂，月经正常，余证皆除。

按：闭经是妇科常见病症之一，现代医学尚无较满意的治疗方法。本患者因人工流产术后流血过多，导致闭经，其病机为精血亏虚，阴损及阳，冲任虚寒，胞宫失养。故以滋养精血、温补肾阳为大法，先固其本，待气血渐复后又以养血温肾通经法行其气血，月经来潮后再守方加味，仍顾其本。患者气血既复，月事自调（《诊籍续验》，青岛出版社，1992年）。

【体会】闭经是中医妇科疾病中常见的病证之一，从临床治疗中看虚证多而实证少见，正如张景岳所言"血盈则经脉自至"，所以这种虚证闭经绝不可应用活血通经药，正如张氏所说"会使枯者愈枯"，这是给我们最好的告诫。

二十、痰病：误用祛痰药

痰所致的疾病相当广泛，内、外、妇、儿等各科疾病均可涉及，所以有"百病皆有痰作祟""怪病多痰"之说。在几千年的中医长河中，治痰之法源远流长，可谓"百花齐放"。曾出现了许多善治痰的大家，例如张景岳、朱丹溪、王应震、王纶、张三锡等，以及现代湖北省朱曾伯。笔者非常认同明朝张景岳提出的"见痰休治痰"之见，治疗生痰之源之大法，一语导出了治痰总则。

生痰之因颇多，然总不离五脏六腑功能失常、气血津液运行输布的变异。因而必须对痰这一病理产物探本求源，方可不治痰而痰除，以达事半功倍之效。

张仲景早在《伤寒杂病论》中就将痰饮分成四种，痰饮、悬饮、溢饮、支饮，现代中医将痰分为寒痰、热痰、风痰、湿痰、燥痰等，还有造成体内诸疾病的无形之痰。在这痰致诸多疾病的辨证中，痰只是标，生痰之源才是本。在治痰求本的原则下，单独使用祛痰之剂，是不会取效的。这一点张介宾在《景岳全书·痰饮》说得非常清楚："治痰当知求本，则痰无不清，若知治痰，其谬甚矣，故凡痰因火动者，宜治火为先，因寒生者，宜温中为主。风痰宜散之，非辛温不可也，湿痰宜燥之，非渗利不除也……"以下几案例皆是以治本为主而痰祛病除。

（一）益气以治痰

痰乃水液凝聚所化生，有"痰即人之津液"之说。水液的正常代谢输布主要与肺脾肾三脏有关，如三脏气虚不能化水湿则多产生痰湿，常以少气懒言、周身乏力、大便稀薄、吐痰量多色白、舌淡苔白腻、脉虚缓为症状特点。以肺气虚为主者，兼见咳嗽、喘息、胸部闷胀、自汗易感等，常见于慢性气管炎、肺结核、胸膜炎、肺脓疡等病，治宜补益肺气以治痰，可用五味异功散、补肺汤之类。以脾胃气虚为主者，可兼见少食脘闷、恶心呕吐、咳喘痰涎、眩晕头痛等，常见于慢性气管炎、神经性呕吐、糖尿病并发痈肿、疮疖等病。以肾气虚为主者，还可见腰膝酸痛、下肢浮肿、头晕、咳喘等，常见于高血压、慢性气管炎、美尼尔氏综合征等病，宜补益肾气以治痰，可用人参胡桃汤、右归饮之类。

笔者治疗慢性气管炎，凡肺脾肾三脏气虚而致咳、痰、喘者，主以补三脏之气而止咳化痰取效。

病案1：

叶某某，男，74岁，北京市居民，2012年4月11日就诊。

咳喘痰八年，近两个月来加剧。有慢支史8年，X光透视显示双肺纹理增多，2月份前住院13天，咳痰减轻而出院，但从未终止咳嗽吐痰。

诊时：咳嗽阵作，稍一活动则气喘，夜间入寐不能平卧，喉中辘辘有声，吐痰量多色白，腰膝酸痛，不能下蹲。欲食不敢食，食后胃脘胀满，二便正常。舌苔薄腻色白，脉弦。

病机： 肺脾肾气虚。

治则： 补肺脾肾固本，祛痰湿止咳喘。

处方： 太子参15克，白术15克，山药20克，莲子肉20克，茯苓15克，炙甘草10克，五味子10克，诃子肉12克，菟丝子20克，补骨脂12克，续断20克，桑寄生20克。

水煎2次，日2次服，7剂。

2012年4月18日：药后咳嗽、吐痰明显减轻，夜能平卧入睡，但仍午后胃脘胀满不减。前方加枳壳12克，7剂。

2012年4月25日：药后咳嗽、吐痰基本消除，胃胀明显减轻，再以前方服7剂。

2012年5月3日：药后各症已完全消失，只是下肢双膝痛，下蹲困难，再以前方7剂，隔日1剂。

2012年10月9日　电话随访，已停服中药4个月，咳痰一直未作。

按：本案是属慢性气管炎喘息重症，以四君子汤为主以补脾土，脾健则湿祛痰除，痰祛则咳喘自减。方中没有一味祛痰药，同样病愈，说明了"见痰休治痰"而治生痰之源是正确的。

病案2：

李某，女，56岁，山东夏津人，2009年5月5日就诊。

眩晕一年，近月来加剧。血压165/95 mmHg，曾服用人参归脾丸、六味地黄丸未效。诊时，眩晕以上午重，重则不敢抬头直视，伴轻微头痛，双耳鸣，腰膝酸痛。近半年食欲差，多在食后胃脘胀满，大便稀薄不成形，舌苔白腻，脉沉。

病机：脾气亏虚，痰湿内停，清阳不升。

治法：健脾气，化痰湿，升清阳。

处方：半夏12克，白术15克，山药20克，天麻12克，川芎15克，枳壳12克，茯苓15克，党参15克，泽泻15克，莲子肉20克。

水煎2次，日2次服，6剂。

2009年5月12日　药后眩晕明显减轻，再以前方继服6剂。后来见到该患者说，共服用12剂药，眩晕至今未犯，只是耳鸣腰痛未减，后服用杞菊地黄丸也好多了。

按：此案系痰湿内阻、清阳不升致眩晕，所以应用健脾气、化痰湿法，痰祛阳升则眩晕自止，虽然有肾虚，但此时应用补肾的六味丸或归脾汤类不是更助痰湿吗？所以喻氏说："误行温补……医之罪也。"（《医门法律·痰饮门》）先补脾气化痰湿，待痰祛再行温补。

（二）温阳以治痰

阳气虚损则水液易停而生痰，此类痰疾多称之为寒痰、冷痰、虚痰。自《金匮要略》"病痰饮者，当以温药和之"以降，不少医家据此理论而重视培养阳气、温运阳气以治痰。脾阳不足则水湿失运、聚湿而成痰，多见于慢性气管炎、眩晕、水肿等病，以四肢畏寒、乏力懒言、少食脘闷、咳喘吐痰、色白清、头晕、舌淡苔白腻滑润、脉沉迟为特征，宜温运中阳以化痰，可用理中汤、理中化痰丸之类。如肾阳亏虚、膀胱气化失权则水聚生痰，多见于慢性气管炎、骨结核溃疡、骨髓炎、女子白带、血栓闭塞性脉管炎等病，以头晕、腰背痛、四肢畏寒、浮肿、局部溃疡久而不愈、舌淡苔白腻、脉沉迟等症为特点，宜"益火之源，以消阴翳"，可用右归丸、真武汤等。心阳虚亦可致阴湿不散而痰成，多见于冠心病、风心病等，以胸闷痛、心悸、气短、面部浮肿，舌淡苔白腻、脉滑或结代为特点，宜温化心阳以治痰，可用瓜蒌薤白桂枝汤、苓桂术甘汤之类。临床上以脾肾阳虚者最为多见，张景岳强调指出："故治痰者，必当温脾强肾，以治痰之本，使根本渐充，则痰将不治而自去矣。"

病案3：

王某，男，68岁，北京市东城区退休工人，2017年月2日就诊。

患肺气肿、老慢支8年，近两年加重。夏天轻，立冬后病情加重。刻诊：咳嗽气喘，喉中痰鸣，吐痰多且为白稀痰，头痛头晕，耳鸣，腰背酸痛，欲食但不能多食，周身畏寒，尤以双下肢冰凉，大便日两次，多为稀便不成形，舌苔薄腻色白，脉沉。

病机：肺肾阳虚。

治则：湿补肺肾以化痰止咳平喘。

处方：炒山药20克，炒白术20克，菟丝子20克，炮姜12克，党参15克，云苓15克，炙甘草10克，补骨脂15克，五味子5克，诃子10克，巴戟天15克，黑附子6克。

7剂。

2017年11月10日复诊：服药后吐痰明显减少，气喘减轻，周身畏寒，腰背酸痛减少，舌苔薄腻色白，脉沉。仍以前方加炒枳壳12

克，炒麦芽15克。14剂。

按： 患者王某患慢性支气管炎多年，久病多虚，从痰色来看清白稀痰，又有畏寒肢冷的寒象，所以诊断肺肾阳虚，治宜温肺肾，这样肺肾得补，自然痰湿得化，不治痰则痰祛咳止。

（三）祛风以治痰

痰常与他邪相兼为害，如与寒结则为寒痰，与火结则为火痰，同样，与风结则为风痰。风痰者，一因外受六淫之风与痰相结，二因肝风与痰相凝所致。风痰为患者，多留滞于肌肤经脉，阻滞血运与气机，常见于面神经麻痹、癫痫、破伤风、中风、末梢神经炎等病，以眩晕、肢体麻木、口眼歪斜、舌苔滑腻，脉弦为特征。前者兼见恶寒发热、鼻塞流涕、咳嗽吐痰、脉浮，治宜疏散外风以治痰，可用大秦艽汤、玉真散之类。后者还可见头痛、耳鸣、腰痛、五心烦热等症，宜平息肝风以治痰，可用天麻钩藤饮、羚羊钩藤汤之类。有时可因外风引动内风而成风痰，治疗则二者相伍为治。此外，风痰多阻络、滞气，故在治疗时应佐以活络、理气之品。又风痰常兼有肝郁或肝阴亏虚者，故而兼以疏肝及滋补肝体之治，亦颇为重要。

病案4：

王氏案：某男，47岁，1979年11月10日初诊。

患高血压7年，血压一般在150~190/100~140 mmHg范围波动。患者形体丰肥，嗜烟酗酒，恣食肥厚之品。3天前出现头晕目眩，口眼歪斜，口角流涎，语言不利，左侧肢体活动失灵，皮肤有蚁行感，不能行走，延余诊治。诊见舌苔黄腻，脉弦滑。

病机： 肝风挟痰湿，上蒙清窍，内阻经络。

治则： 以开窍豁痰，止眩息风。方用涤痰汤加减。

处方： 半夏10克，陈皮12克，茯苓30克，胆星10克，枳实15克，菖蒲10克，郁金12克，天麻10克（先煎），钩藤24克（后下），石决明30克（先煎）。

日1剂。

5剂后自行来诊，诸证悉减，血压150/100 mmHg，又取上方继服治愈。随访3年未再发此证。

按： 高血压以阴虚阳亢居多，然本例患者由于平素嗜烟饮酒且恣食肥厚之品，形体丰肥为痰湿体质，虽有肝风内动，但究其本仍以痰湿阻络为主。菖蒲、郁金开窍除痰，天麻、钩藤、石决明平肝息风。综观全方，具有开窍豁痰、止眩息风之功（《诊集续焰》，青岛出版社，1992年）。

（四）清热泻火以治痰

火为阳邪，炎上灼津，津被火灼，一则津伤，二则痰成。火热致痰而成火痰、热痰，甚成顽痰、老痰者，临床中均为常见，这正是"水湿其本，得火则结为痰"，故"凡痰因火动者，宜治火为先"（《景岳全书·卷三十一》）。肺火多由外感邪气入里化火灼津成痰，亦有因郁热内生或肝郁化火侮肺灼津成痰者，可见于急慢性气管炎、肺脓疡、肺结核等病，以胸部闷痛、咳喘、吐痰黄稠、大便秘结、舌苔黄腻为特征，宜清肺泻火以治痰，可用泻白散、葶苈大枣泻肺汤、小陷胸汤之类。如以清泻大肠的釜底抽薪法治之（可用大承气汤），亦可取效。心火致痰多由情志所伤、小肠火上移于心、或外感时邪入里逆传于心而成，可见于冠心病、中风、狂证、疔疮、热病昏迷等病，以胸中闷痛、心悸气短、大便秘结、喉中痰鸣，或谵语奔狂，或昏迷不语、舌苔黄腻、脉滑数为特征，宜清泻心火以治痰。如属火痰阻滞心窍者，宜清心开窍，可用安宫牛黄丸、至宝丹之类；如属痰火阻滞心络者，宜清心火通血络以治痰，可用瓜蒌薤白汤加泻心汤之类；如属痰火阻滞肌肤经络成痈成疔者，宜清心火通血络以消痰疗痈，可用仙方活命饮之类。肝火致痰多因郁怒所伤，可见于中风、癫痫、狂证、郁证、妇人带下、疔疮等病，以胸胁满痛、头晕头痛、失寐或谵语狂奔、舌苔黄腻、脉弦数为特征，治宜清泻肝火以治痰，可用龙胆泻肝汤、黛蛤散之类。脾胃火盛更易出现水液被火灼而成痰，可见于慢性气管炎、眩晕、郁证、狂证、疮痈等病，以胃脘痞满胀痛、少食呕恶、大便秘结或谵语狂奔、舌苔黄腻、脉弦数为特征。治宜清泻中焦实火以治痰，可用大承气汤、泻心汤之类。临证中，各脏腑火盛常兼见，如心肝火盛之中风、狂证，心肺火盛之热病昏迷、疮痈等，故应审因辨证而论治。

病案5：

张某，男，73岁，1983年2月6日就诊，山东省德州市居民。

咳、喘、痰7天。自述半月前因外出感寒而咳痰喘，服用犀羚解毒丸、土霉素未效。

诊时仍咳嗽、气喘，喉中痰鸣，吐痰量多，黏稠色黄，整个胸部呈持续性疼痛，以两腋下明显，活动或咳嗽时加重，大便5日未行。望之形体肥胖，卧床闭目，时有周身发冷，小便黄赤，按之少腹硬痛，肌肤灼热，脉滑数。闻之咳嗽声重，双肺呼吸音粗，有散在干湿啰音。心率96次/分，体温38.5 ℃。

病机：痰热壅肺。

治则：通降大肠，清金泻火。

处方：柴胡10克，大黄10克，厚朴10克，枳实10克，黄芩10克，半夏10克，赤芍10克，甘草6克。

水煎服，上午、下午各服1剂。

1983年2月10日：上药服1剂，泻下数枚小枣大小干粪球。服2剂后便下量甚多，胸痛咳嗽、吐痰、胃脘胀满明显减轻，已能下床走动，体温37℃。嘱继服上方2剂，3天后其儿子来告知病已全好，改服犀羚解毒丸以巩固疗效。

按：肺与大肠相表里，该病肺热壅塞，腑气不通。对于上壅下闭之实火证，仅用清肺泻火，犹如扬汤止沸，故宗《内经》"病在上治其下"及《金匮》"痛而闭者，昔厚朴三物汤主之"之义，选用厚朴三物汤合大柴胡汤通腑导滞，泻下降火以釜底抽薪而获全功。

（五）软坚散结以治痰

痰如壅而太过或日久不愈，每可滞于胸腹肠间或皮肤筋肉之中聚成包块。轻者，其质软，不红不痛；重者，则坚硬红肿、疼痛。如生于皮下成核成结者曰"痰核"，多见于皮下脂肪瘤、颈淋巴结核、甲状腺腺瘤等病，以皮下结块如核如卵、软而不移、不红不热、不痛不痒、舌苔腻、脉滑为特征。治宜软坚散结以化痰消核，可用消瘰丸、昆布散之类。如生于胸腹肠间称"痰痞"，多见于各种内脏肿瘤，以局部按之痞块、或按之疼痛、或呕逆或便秘，或身热或眩晕、舌苔腻、脉滑为特征，治宜软坚散结以消痞化痰，可用消瘰丸、鳖甲煎丸等。另外，可有挟气滞者，更有挟血瘀者，可根据具体情况而配用理气或活血化瘀之品。

病案6：

周某，女，26岁，1986年4月22日就诊。

发现左侧颈部肿大两天，经外科检查，左侧颈部甲状腺处有4厘米×3.5厘米肿块，表面光滑，随吞咽上下移动，诊断为"甲状腺囊腺瘤"，动员手术治疗，患者恐惧，邀我治疗。检查症状同上，伴有胸胁胀闷，多梦心悸，性情急躁，心烦易怒，舌质红，脉弦。

病机：病属肝郁气滞，痰气搏结。疏肝理气、化痰散结。自拟化坚消瘰汤。

处方：柴胡10克，郁金10克，三棱10克，莪术10克，牡蛎30克，海藻12克，浙贝母12克，元参20克，海带20克，夏枯草15克，黄药子20克，光茨菇12克，陈皮12。

水煎服，每日1剂。

经服上方8剂，肿块消其大半；继服5剂，肿块全消失而病愈。

按：瘿瘤（甲状腺囊肿），多见于青年女性。本病多因精神受刺激，情态不适，致肝郁气滞，气滞则痰聚，痰气抟结而成。其发病部位，也是肝胆经络循行所属。故其病多责于肝、脾二脏，因肝喜条达而恶抑郁，脾为生痰之源，则运化水湿功能失调，聚湿为痰，肝胆逆气与痰浊郁结随经上逆，聚于颈部而发生瘿瘤。所以全方具有疏肝理气、化痰软坚散结的功效（《诊集续焰》青岛出版社，1992年）。

病案7：

李某某，男，52岁，北京市通州区工人，2018年3月12日就诊。

患者2018年2月24日住院诊为原发性支气管肺癌（小细胞癌），右侧肾上腺转移、脑转移、肝转移，肺不张，阻塞性肺炎，肌无力综合征，糖尿病，反流性食管炎，脂肪肝，骨质疏松。刻诊：周身无力，面色萎黄，全身肌肉痒，气短严重，上气不接下气，咳嗽吐痰，时痰中带有血丝。整个上胸部胀痛，双手指时时抽筋，步走艰难无力，口干口苦，舌苔白腻，脉沉细无力。

病机： 痰毒血瘀。

治则： 软坚散结，清肺解毒，扶正祛邪。

处方： 鳖甲（先煎）30克，郁金12克，夏枯草30克，海藻30克，虎杖15克，半枝莲30克，黄芩15克，桑白皮15克，瓜蒌30克，香附15克，白英20克，蜈蚣3条，炒山药20克，白花蛇舌草20克，红人参12克，炒白术20克，炙黄芪15克，炒枳壳12克。

2018年3月20日复诊：服药后自感气力有增，吐痰减少，已无血丝。上胸部胀痛感减轻，舌苔白腻，脉沉细无力。仍以前方加茯苓15克，14剂。

2018年4月20日复诊：药后各症有减，仍以前处方30剂。

按： 本案例病情复杂且严重，治疗毒瘤，必须解毒是一个方面，软坚散结是一个方面，扶正又是一个方面，所以在这种情况下，如单独去化痰就失去了治本的意义。从处方来看，方中并没有化痰药物，但服药后吐痰量减少，说明了投以治本之法是完全正确的。

（六）活血化瘀以治痰

有"痰挟瘀血，遂成窠囊"（《诸病源候论》）者，必取活血化瘀而治之，使"血脉和利，气顺则痰消"。早在《金匮要略》即开化瘀活血祛痰之先河，如鳖甲煎丸、当归贝母苦参丸等，皆为治疗血瘀痰阻证而设。现代对冠心病、高血压、脑血管意外等病的治疗研究中，活血化瘀祛痰法的应用相当广泛。此类疾病常以胸部闷痛、心悸气短、少食脘闷、舌苔腻、脉滑为特征。如属血瘀痰阻，结成痞块的内脏肿瘤、肝脾肿大、小儿疳积等病，以腹内包块痛而拒按、舌质紫斑，苔腻，脉滑为特征，宜化瘀通络以祛痰结，可用少腹逐瘀汤、鳖甲煎丸之类。临证中还可与散寒益气、理气疏肝、软坚散结等药物相配伍，以取标本兼治之意。

病案8：

朱某，男，70岁，1989年5月10日就诊。

吞咽困难两月余。病前因郁怒而致胸背疼痛，渐至食物吞咽不爽，吃硬食物则梗塞不下，呕吐除食物外还夹杂大量黏涎。经县医院做食道钡餐透视提示：食道下段钡剂充盈缺损，通行不畅有5厘米长，诊为"食道下段癌变"。诊见患者形体消瘦，面色黯淡无华，舌质暗红兼有青紫斑，舌苔少津而黄，脉象弦数。

病机： 痰气郁结气滞血瘀所致之噎膈。

治则： 行气活血化瘀佐以化痰。

处方： 三棱、莪术、桃仁、红花、元胡、木香各10克，神曲、麦芽、鸡内金、半夏各15克

水煎两次，分服。

服上方二十剂，胸背痛消失，饮食吞咽无阻塞，遂自行停药。又经月余，饮食复见阻塞不下，继服原方又十剂，吞咽困难又缓解。病家怀疑非食道癌又去市、省某医院复查，两医院结论同为"食道下段癌变"。回家后继服上方年余。追访至今，患者形健，能从事轻微劳动，饮食吞咽通畅。

按：本方药物具有软坚散结、行气破瘀、化痰消食的功效。其中三棱、莪术对癌细胞有抑制作用，对原发性肝癌、子宫颈癌均有一定的疗效。本例患者初服药后既见效应，坚持服药年余，追访两年尚健在，说明此方治疗早期食道癌有一定功效（《诊集续焰》青岛出版社，1992年）。

（七）通利二便以治痰

通利二便使水湿从便而解以消除成痰之根基，亦是治痰的重要手段，水湿流通不聚则痰浊自消。如痰湿阻滞胃肠，应用该法更为合拍，张子和即以"体内邪气积聚，非攻而不消"为理论依据，多以下法以祛痰。凡属火痰、郁痰、顽痰、食痰、酒痰所致的腹内包块、癫痫、狂证、疔疮痈毒等病，以舌苔腻、脉滑、形盛邪实为特征者，皆可应用通泻大便法以治痰，可选用大承气汤、礞石滚痰丸之类。叶天士云"治湿不利小便，非其治也"，利小便则湿祛痰消，俾"导泉水下流而痰饮自消矣"（《医学心悟》）。属热痰者，宜清热利水以治痰，可用八正散之类；如属湿痰为患，可用萆薢分清饮之类；如属寒痰，宜通阳利水以治痰，可用苓桂术甘汤、真武汤之类，此乃"去菀陈莝"之法。

病案9：

黄氏案：沈某，男，51岁。

阑尾术后经常便秘，食后作胀，肠鸣矢气，喘促不安，咽梗气急，痰黄稠厚，量少难咯。现便秘七八日，脘腹硬满，按之微痛，舌质红，苔黄厚腻，脉沉弦数。此乃阳明燥结，腑气不通，肺失清肃，腑结肺痹。治宜通下救肺，泄金化痰。

方用大承气汤加味：生大黄10克（后入），枳实10克，厚朴10克，玄明粉10克（冲服），全瓜蒌15克，杏仁10克，葶苈子10克（包煎），桔梗8克，生甘草5克。水煎服。1剂后得下，腹宽，喘促立止（《黑龙江中医药》1988；（2）：20）。

（八）涌吐以治痰

一切有形痰结"脉浮当吐""在上胶固黏稠者，必用吐""膈上痰必用吐"（《丹溪治法心要》）。张景岳在《景岳全书》中扩大了痰证吐法的范围，认为："痰涎壅盛，格塞胃脘而清道不通者，不得不吐也，胶固稠浊，非药所能消者，不得不吐也……其藏深其蓄远，药所难及者，不得不吐也。"临证中，凡遇痰阻胸膈或胃脘之火痰、食痰、郁痰、顽痰等所致的癫痫、狂证、哮喘、中风昏迷、梅核气等病，以脘胸满闷、少食呕恶，或昏迷不语或谵语奔狂、舌苔腻、脉滑为特征者，皆可应用吐法以消痰浊，可用瓜蒂散或盐汤探吐。此外，因有"怪病多痰"之说，故而"凡有奇怪难治之病，医家竭尽其技而不能取效者，必用吐法，方见神功"。

（九）养阴以治痰

痰为阴液浊气所成，养阴以治痰岂不矛盾？阴液亏虚而成痰，这种情况下，阴越虚，虚热越盛，则痰生成就越多，这称为燥痰。此痰的治疗，首先必须养阴，此为清解虚热则燥痰可除，治疗时养阴清热要适中恰当，香燥伤阴化痰决不可用，用后则阴更伤，痰愈盛。

病案10：

杜某某，女，60岁，北京市某菜市场退休职工，2012年3月26日就诊。

咳痰20天，自述可能因劳累受凉而致咳痰，服用中西成药未效。诊时咳嗽阵作，吐痰量多黏稠色黄，口干口苦，咽干，口唇干裂而痛。左侧面部麻木（半年前即麻木，近月加重），腰背时痛，活动后加剧。双耳鸣，以静止时明显，双目干涩，时有胀痛，双下肢酸痛无力，少寐，每日入寐3~4小时，大便干，2~3天一次，小便黄，舌苔薄白而干燥少津，脉沉细。

病机： 肺肾阴虚，火灼成痰。

治则： 滋补肺肾，清火以化痰。

处方： 山萸肉20克，山药20克，熟地30克，莲子肉20克，枸杞子20克，麦冬15克，百合15克，石斛15克，瓜蒌20克，桔梗10克，续断20克，桑寄生20克，枣仁20克，龟胶15克，五味子10克。

水煎2次，日2次服，7剂。

2012年4月4日：药后咳嗽基本消除，痰减少，他症亦有减，进前方14剂。

2012年4月18日：共服药21剂，咳嗽、吐痰完全消失，每日已能入睡6个小时，其他症状也明显减轻。

2012年10月12日：近10天因腰背痛前来就诊，述说今年4月份咳痰至今未再复作。

按： 本案是明显的肺肾阴虚、虚火灼津而生痰致咳案，所以方取山萸肉、山药、熟地、枸杞子、龟胶为君主以滋补肾阴，麦冬、百合、石斛、五味子滋补肺阴，瓜蒌、桔梗升提肺气、清降虚火为佐，续断、桑寄生、枣仁补肾养心为使。诸药相伍，阴津得充，虚火以降，痰祛咳止而病愈。

【体会】 "百病皆有痰作祟""怪病多痰"等众家之说，皆说明了痰致病的广泛性及严重性。反之来说，痰的生成也是多个方面的，五脏六腑的功能失常，气血津液及血液的生化和转输功能失常，或外感邪气的侵入等原因皆会导致痰的生成。各种类型的痰，不论是视而可见的有形之痰，还是在体内不可见的无形之痰，也只是某种疾病的标，其本还是产生痰的原始病灶，所以绝不要徇其末而忘其本，我们必须在认真的辨证的情况下，理顺头尾，找出生痰之根源，才会应明朝张景岳的一句话："见痰休治痰……明得个中趣，方是医中杰"（《景岳全书·传忠录》），只有这样才能"治其生痰之源，则不消痰而痰自无（《临证指南医案》）。

二十一、虚中挟有实证者误用纯补药 实中挟有虚证者误用纯泻剂

虚证中挟有实证不可误用纯补药，实证中挟有虚证不可误用纯泻法。若在较重的虚证中又挟杂有实证，不可误用单纯的补虚方法治疗；在较实的病证中如果挟杂有虚证，不可误用单纯的泻法去治疗。宋朝苏轼在其《求医诊脉说》中说："脉之难明，古今所病也，至虚有盛候，而大实有羸状，差之毫厘，疑似之间，便有死生祸福之异。"苏氏原文的意思是，让患者清楚地将患病情况告诉医生，让医者清楚地了解病情的因果等情况。诊脉之时更要认真对待，在那种脉证不相符合的情况下，常常会有至虚时可能出现实脉，大实时可能出现虚脉的情况，因此他特别强调医生要认真听取患者的述说，并要详细地诊脉和辨证，既要看到表面的现象，还要知道患病的根本，要分清虚虚实实的复杂情况。后世传诵此名言，已不将此意思单纯放在脉象的判断上，而是引申到不同的角度应用于临床，例如张景岳在《景岳全书》及清朝顾松园在《顾松园医镜》中皆有较详细的论述。总结前人及联系现今，我们应该从以下几个方面对此名言做出全面的分析。

《景岳全书·虚实》篇中说："虚者宜补，实者宜泻，此易知也，而不知实中复有虚，虚中复有实，故每以至虚之病，反见盛势，大实之病，反有羸状，此不可不辨也。"提醒我们对这种虚实挟杂证不可不认真辨别。

病案1：

杨某，72岁，山东省德州市农民，2009年6月5日就诊。

一年前做贲门癌手术。半年前咳嗽气喘，经诊为肺部转移，来

诊前即咳嗽阵作，痰中带血色红，或带血丝或痰血夹杂，每日吐出带血痰20多口，身体极度消瘦，言语无力，咳声低微，面色暗黑无华。行走必须有人扶持，大便3日1次，质干，小便黄，舌质色淡，舌中间苔微黄腻，双脉沉缓细。观前医治疗是以养阴益气为主，患者说服中药3剂后，咳嗽及痰中带血更为加重，未敢再服用。

病机：痰热内阻、热迫血行为病之标，气阴虚弱为病之本，是为虚中挟实证。

治则：急则治标、缓则治本。

处方：瓜蒌15克，桔梗10克，川贝母12克，山药20克，薏苡仁20克，杏仁12克，白茅根15克，甘草10克。

服上药6剂，咳嗽及痰中血明显减轻。再连服6剂，咳痰血消失。

按：本案是比较典型的"至虚有盛候"。患者年老体弱，又贲门癌术后肺转移，身体消瘦、言语无力、咳声低微、面色暗黑无华、舌质色淡等症说明已是极度虚证，便干尿黄、舌苔黄腻又是实证之象。每日吐出血痰是痰热内阻、热迫血行之故。所以在经过清除痰热这一实象的治疗后，咳嗽吐痰血会止，同时也说明了前医在本病的治疗中，辨证不清，误投以补剂而致病情加重。

病案2：

李某某，男，48岁，内蒙古某商场经理，2017年6月3日就诊。

患者自述：乙肝病毒携带14年，3个月来口干口苦，饮水后口干口苦只能好转半个小时，过后仍然口干口苦，欲食而不敢多食，多食会胃脘胀满，时会两肋胀痛，小便黄赤，大便2~3天一次，便干。活动后气短胸闷，时有左上胸痛，心悸，时时汗出，舌苔黄腻，脉沉细弦。2017年5月25日查：乙肝病毒HBSAg+、HBSAb-、HBeAg+、HBeAb-、HBCAb+、HBV DNA 4.67×10^5、ALT：95 U/L、AST：65 U/L、r-GT：222 U/L。心电图：偶发室性早搏。西医诊断：乙型肝炎

病机： 肝胆湿热内郁，乘制脾运不化，伴心气虚血络受阻。

治则： 清解肝胆湿热以运化脾土，兼以益心气通血络。

处方： 虎杖15克，香附15克，赤芍15克，半枝莲30克，垂盆草20克，八月札15克，大黄15克，炒栀子12克，炒枳壳12克，青皮12克，三叶青15克，茵陈20克，太子参15克，丹参20克。

7剂。

2017年6月12日复诊：服药后口干口苦减轻，纳食有增，仍尿黄便干，舌苔黄腻，脉沉细弦。前方再加车前子20克，14剂。

2017年6月29日复诊：药后口干口苦基本消失，纳食正常，气短、胸闷、心悸、自汗出明显减轻，仍尿黄便干，苔黄腻，脉沉弦。再以前12日处方加火麻仁15克，30剂。

按： 该患者肝胆湿热、乘制脾运，有明显的实证，气短、胸闷、心悸、自汗又是明显的气虚证实证，比较严重之中又挟杂虚证，如果辨证不清，用大剂量泻实，势必会伤及虚的方面，所以在泻实的基础上佐以补虚，这样就会实祛而虚扶，各症会消。

【体会】

我们经常遇到这种虚中挟实或实中挟虚的证型，在治疗中必须根据患病的基本情况，制定出较为合理的治疗方案。大虚中挟实证，或以泻实为次、补虚为主，或是先补虚而后泻实。大实中挟虚证，或以泻实为主、补虚为次，或是先泻实后补虚。

另外，在严重的虚证中会出现假实证，在严重的实证中还会出现假虚证，这不得不认真辨别。例如当患病至极度虚弱将要死亡之时，会出现暂时的精神好转；几日不能说话甚则不能睁开眼睛的，却突然说了话，睁开了眼睛，这就是我们常说的"回光返照"，即是"至虚有盛候"。同样在实证当中也会出现假虚证，例如阳热内实所现的胸脘胀满疼痛、身热灼烫、口干口渴、舌苔黄腻、脉弦数等症外，突然现手足不温，或大便泄泻的假虚证，此乃阳热内阻阳气不得外达所致，如误当虚寒证而温补，也同样犯了虚实不认的错误。张景岳明确告诫我们说："然至虚有盛候，则有假实矣；大实有羸状，则有假虚矣。"对于这种真假的分辨，我们除在症状、舌质舌苔方面鉴别外，诊脉是最为关键的。在这方面张景岳也明确提出："虚实之要，莫外乎于脉，如脉之真有力，真有神者，方是真实证；脉之似有力，似有神者，便是假实证。"张氏虽言虚实诊脉的重要性，同时又指出了脉的出现也有虚实真假，这要求我们对脉诊要认真学习，认真体会，让指下难明的脉诊真正为我们服务。

"至虚有盛候，大实有羸状"，大体可从以上两个方面去认识，一为虚实的夹杂证，一为虚实的真假证。我们认为应从以下几个方面认真识别：①认真全面地问诊，了解疾病的因果及全部症状。②认真诊脉，脉之"真有力有神"还是"似有力有神"异常重要。③望舌质、舌苔的变化，即舌质的颜色、舌苔的多少、厚薄及颜色，这是更重要的一个方面。④要详细问其病的治疗过程、前医的行路途径，正确则借，错行则改。⑤合理应用现代医学的检验方法，对诊断虚实也能起到作用。

二十二、身寒肢冷：误用温热药

临床中经常会遇到周身冷、四肢凉、手足不温的患者，对待这种症情，是表证，是里证？是实证，是虚证？是辨证的首务。若辨证不清而投入温热药，如遇到表证则可致病情加重；如遇到真热假寒证，就是火上浇油，致火热更甚。笔者认为，如现身寒、肢冷、手足凉，可有以下三种情况：

1. 外感风寒。全身发冷或是阵阵发冷，或是持续发冷，这时如加用衣被于身，不会使身冷缓解，这种身冷中医称之为"恶寒"。恶寒时体温可能正常，还可能会出现低烧，甚至还会出现38 ℃、39 ℃的高烧，并且常伴有鼻塞流清涕，或咳嗽吐白痰，或头痛身痛等。这属于风寒袭表所致，治疗必用辛温解表剂，绝不可用温里的补阳剂。如用之不当会引邪入里，导致变证突起。

2. 畏寒。全身寒凉，四肢冰凉，手足不温，这时如加用衣被于身，全身寒冷感会减轻，甚或全身寒凉感完全消退，这种身寒冷，中医称为"畏寒"。这种畏寒症，有时可能单独出现，但很多时候是伴随在其他的慢性疾病中，尤其是年老体弱又患重病者，这属于里寒证，为某一脏器的阳气亏虚所致。如出现咳嗽、气喘、吐白痰、自汗出，这属于肺阳虚；如出现不欲食，胃脘胀满，大便稀，这属于脾阳虚；如伴有心悸气短、胸闷胸痛等，这属于心阳虚；如出现头晕耳鸣、腰膝酸痛，这属于肾阳虚。治疗当根据不同的脏器的阳虚情况给予温补阳气，这种情况如投以温热药定会对证有效。

3. 真热假寒。即是实热在体内蕴结内阻，但又出现身冷肢凉，这种全身寒冷，古代称为"厥"。厥者，手足僵冷之意。早在《伤寒论》中就说："伤寒一二日至四五日，厥者必发热；前热者后必厥，厥深者热亦深，厥微者热亦微。厥应下之，而反发汗者，必口伤烂赤。"这说明热闭于里的厥逆，厥逆深重即是内热深重，厥逆轻微则内热也轻微。后世医家据此理论多有发挥且应用于临床。清朝吴鞠通在《温病条辨》中说："下焦温病，热深厥甚。"程国彭在《医学心悟》中明确指明："有热证而手足厥冷者，所谓热深厥亦深，热微厥亦微是也。"

"热深厥亦深，热微厥亦微"，这是说，热邪深伏愈重的，四肢厥冷愈重；热邪深伏愈轻的，四肢厥冷也就轻微。为什么说"热深厥亦深，热微厥亦微"呢？其病理转化可归纳有二：①阳热过盛，深伏于内，阳气被这种过盛的阳热所郁阻而不能达于四肢，故出现四肢厥冷；相对地说，阳热之邪深伏于内较轻者，阳气被郁阻亦较轻，故四肢厥冷也较轻。②阳热之邪过盛深伏于内，格拒阴气于外而现四肢厥冷；相对地说，阳热较轻者，格拒于外亦较轻，故四肢厥冷也较轻。

阳热过盛所出现的四肢厥冷是一种真热假寒证，厥冷是假象，阳热才是真情，正如张景岳所说："寒热有真假者，阴证似阳，阳证似阴……阳极反而能寒厥，乃内热而外寒，即真热假寒……假寒者，火极似水也。""热深厥亦深，热微厥亦微"除见于伤寒的郁而化热、深伏致厥者外，更多见于温病的阳热盛极期。例如流行性脑脊髓膜炎、流行性乙型脑炎、麻疹、腮腺炎、猩红热等急性传染病，在其热邪深入气分或营血时，见到面赤口渴，甚或烦躁、昏迷、脉数，查体温多在40 ℃以上，但患者自感恶寒、身冷，触之手足冰冷。

病案1：恶寒证

李某某，女，55岁，笔者夫人，2018年10月25日。

近两天来自感周身乏力，今天下午出现头痛，浑身发冷，鼻流清涕，舌苔薄白，脉浮。证属风寒袭表。嘱用生姜切碎，大葱白切成小块，开水煮开10分钟，煎取400毫升，分两次温服，当晚11时以前服完，晚8点服第一次，10点自感全身冷感完全消除，头痛也减轻，第二天一切安好。

按： 主症即是恶寒，鼻流清涕、头痛，此为风寒表证，服用生姜、葱白辛温发表，即会药去病除。

案例2：畏寒证

巩某某，女，47岁，2019年3月7日。

周身冷有10年史，近两年来加重，每年秋冬重，夏春轻，现在周身冷凉，腰膝酸痛，月经先期，经常先5~7天，量少，色暗，有血块，经前1天腹痛至行经后第二天，舌苔薄白，脉沉。

病机： 肾阳亏虚。

治则： 温肾阳，壮骨止痛。

处方： 当归12克川芎12克，菟丝子20克，巴戟天15克，补骨脂15克，炒白芍15克，川断20克寄生20克，黑附子5克，狗脊15克，芋肉20克，炒山药20克。

水煎服，7剂。

2019年3月15日：药后周身冷凉明显减轻，腰膝痛如前，前方继服14剂。

2019年4月5日：药后周身冷凉完全消失，腰膝痛有减，前方继服14剂。

按： 该患者周身冷10年，又伴有腰膝痛及痛经，说明系肾阳亏虚，不能温养全身及宫体所致，所以使肾阳恢复正常，则身冷会消。

案例3：

黄某，男，30岁，农民。

1980年元月2日以"少阴寒化证"急诊收治入院。诊见面色晦暗，表情淡漠，肢厥烦躁，恶心欲吐，脉沉微欲绝。然细查病情：患者腹痛微满，大便6日未行，面色虽晦暗而形体壮实，虽欲寐而呼吸气粗，四肢虽逆冷，但身热烦躁，欲去衣被，溲清而口渴引饮，脉见虚寒之象，但舌红苔黄而舌根部起芒刺。询问根由，乃知患者于6日前曾暴食，翌日又脱衣劳动，骤起恶寒发热，全身酸痛。随服APC治疗，出汗数次，寒罢热不减，日甚一日，遂成斯证。

此乃里有积滞，复感外邪，治不如法，表邪入里化热与有形积滞相结于阳明胃肠，燥热成实，腑气不通，阳气深伏于内不能布达于外之热厥证，非少阴寒化证也。此正如《伤寒论》所云："厥深者热亦深，厥微者热亦微。"取"厥应下之"之法，急投大承气汤急下存阴，以冀化险为夷。处方：大黄15克，芒硝12克（冲），厚朴20克，枳实10克。药后两小时，腹中雷鸣，扶坐更衣，下黑色燥便半痰盂。嘱上药再服，次日身热腹痛皆减，脉来应指，四肢渐温，舌转润色。改投消导之剂。

再诊，患者自述方无前好，腹乃有所苦。思徐洄溪云："病方衰，则比穷其所之，更益精锐，所以捣其穴。"再进承气汤1剂。药后大便3次，舌净脉和，诸证患除。米谷调养数日出院。

【体会】

内热亢盛出现的这种肢体寒冷，诊为真热假寒证：其辨证要点有：①手足厥冷，但按之胸腹及头额灼热。②患者自感寒战，但不欲近衣被。③测体温呈高热状态，体温计则多在39℃以上。④不喜热饮，口干喜冷饮，口出臭气，呼吸气粗，语声高亢。⑤泻下清水，但肛门灼热，或有燥便臭秽，小便黄赤。⑥脉虽沉，但按之鼓指有力而数，舌苔黄或黄腻干燥，或灰黑干燥。

对于"热深厥亦深"的诊断及治疗，还应注意以下几个方面：

1. 在排除假寒证以后，要密切结合卫气营血辨证、三焦辨证及脏腑辨证，分清是气分证还是营分证或血分证。例如实热侵入气分、伏郁中焦阳明胃腑，或实热深及营血、伤及肝肾阴精等，这样才能辨证中肯，治疗有的放矢。

2. 治疗用药要防过用寒凉的格拒现象。因阳热内郁过盛，以大剂寒凉剂治之，常因重寒遇实热而药后呕吐，甚或药不能入口，所以要在大剂的寒凉药中少佐以温通药，或寒药热服，以防格拒。

3.“热深厥亦深，热微厥亦微”，这两句话不能简单地理解为热重厥就重，热轻厥也轻。首先要清楚一点，就是这种四肢厥冷的现象，是具有一定条件的，就是在阳热过于亢盛的情况下才会出现。“热深”和“热微”所出现的“厥深”及“厥微”都是阳热亢盛、郁伏于内所出现的假寒证，“深”和“微”只是相对的、程度上的区别，是在阳热亢盛基础上的“深”和“微”。例如温热病中，体温在39.5℃以上所出现的四肢厥冷尤多，而体温在38℃以下所出现的四肢厥冷者则极为少见。

二十三、壅闭郁结：误用通泻剂

壅闭郁结，即症见胀满不舒，多由痰湿内蕴或血瘀停滞等造成。按常理来说，此类疾病应开通壅闭，解除痰郁血瘀。但必须注意辨证，如治疗不当会形成虚更虚、壅闭更加严重的局面。《内经》中所提到的"塞因塞用"法，也可以治疗因虚出现的胀满疾病。现将常见的补而治塞的不同病症归纳如下：

（一）补脾气治胃脘腹满

1. 脾气虚致收纳、运化不及，常出现胃脘胀满不舒，或痛，不欲饮食，或恶心呕吐，舌苔白腻，脉缓无力。治宜补益脾胃以消除胃脘胀满，常用方剂六君子汤。这是典型的"塞因塞用"治疗，即后世常说的"脾虚胀满补"。

病案1：

刘某某，男，88岁，北京市某区干休所退休军干，2012年1月18日就诊。

胃脘胀满一年，近20天加剧，胃镜诊断"贲门炎、十二指肠球炎"。

诊时：胃脘胀满，时有隐痛，不欲饮食，时时呃气，周身无力，口中无味，大便日1~2次，质稀薄，舌苔薄白脉弦。

病机： 脾气亏虚，胃失和降。

治则： 补益脾气，和胃降逆。

处方： 太子参15克，白术15克，木香10克，砂仁5克，陈皮12克，姜半夏12克，云苓15克，炙甘草10克，莲子肉20克，山药20克，鸡内金12克。

水煎2次，日2次服用，7剂。

2012年2月8日：药后胃胀满明显减轻，胃痛有减，呃气已消，继服前方14剂。

2012年3月23日：服上药10天，胃脘胀痛完全消失，饮食增加，再进前方7剂，隔日1剂。

按：该患者主要症状是胃脘胀满、呃气，此胀满是脾气亏虚失去运化功能所致，所以治疗不宜单独理气、除胀，而是治本补脾气。故应用"塞因塞用"法治疗，方用香砂六君子汤补脾气、和胃，胀满消失。

（二）补肺气治疗大便秘结

脾肺气虚致胃肠运化不及，常出现大便秘结不通，腹部胀满，或饮食不振，舌苔薄白，脉沉缓无力。治疗宜补脾气以助脾胃之运化功能，补肺气以助大肠之气，常用方剂如黄芪汤、十全大补汤。

病案2：

便秘补肺气案

董某某，男，66岁，北京市某大学退休职工，2012年9月26日就诊。

排大便困难两年，近月来加剧。近两年来不明原因，大便排出越来越困难，应用润肠中药及开塞露外用等办法皆无效果。经做肠镜检查，未查出器质性病变。

诊时，仍大便排下困难，每次需30分钟左右。即便大便排到肛门边，也异常费力才能排下，便质不干，但还稍稀薄，每2~4日一次，饮食正常，活动后腰痛，但痛不重，平时只是有腰酸（拍片诊为"腰椎间盘突出"），双下肢麻木时痛，小便正常，舌边有齿印，色淡，苔薄白，脉沉缓无力。

病机：肺气亏虚，大肠失养，推便无力。

治则：补肺气助肠气。

处方：黄芪15克，太子参15克，生白术15克，生山药20克，莲子肉20克，炙甘草10克，茯苓15克，木香10克，砂仁5克，陈皮

12克。

水煎2次，日服2次。先取4剂，以观疗效。

2012年10月3日：药后排大便功能稍有好转，脉舌同前。前方黄芪改25克，他药同前7剂。

2012年10月11日：药后排大便较前已通畅，仍以前方黄芪改40克，7剂。

2012年10月19日：共服上药25剂后，排大便已经基本正常，日排便一次。舌体仍胖大，色淡，苔薄白，脉沉缓无力。

为巩固疗效，再以前方7剂，隔日服1剂。

按： 从以上症状看，舌体胖大、色淡，脉沉缓无力，大便不干结甚至稀薄，可以诊为气虚。为何脏腑气虚，是我们必须辨清的。该患者虽有腰痛，双下肢麻痛，是因腰间椎盘突出而致，没有其他肾虚症状，所以肾气虚可以排除，再其次又没有心、脾、肝脏症状，所以定为肺气虚。因肺为五脏六腑最上，称为"华盖"，为水之上源，又和大肠相表里，大便的排泄是通过大肠而排下的，肺气虚，同时会导致大肠气虚，从而导致排便无力的气虚便秘。

处方中的黄芪、太子参为君，主补肺气，又配合白术、茯苓、炙甘草为臣，合太子参为四君子汤以健脾，取以土生金，还是补肺气，莲子肉、木香、砂仁为佐，同时健脾和胃以助肺气。这样肺气得充，大肠气得助，而行推动大便之功，所以服药25剂而病愈。

初诊只用黄芪15克，服用4剂以观察疗效，药后果然有效，所以后来黄芪逐步加至40克，这样则"尖兵初探，大军压境以取全功"。

【体会】

1. 大便秘结的诊断，多为3日以上大便一次，排便周期延长是因粪便在肠内滞留时间长。中医多分为阳结与阴结。阳结为实证，阴结为虚证，虚秘主要分为气虚、血虚、阴虚、阳虚，大便干燥者为阴虚，大便不干反而稀薄者为阳虚。故绝不可遇到便秘即火麻仁、郁李仁一齐上，更不可大黄、枳实一齐泻。

2. 气虚便秘者，中气脾胃虚者多见，肺气中气虚二者相兼也有，总之，补气助其推动之力是为治疗大法。

3. 大便秘结多数和脾的运化功能有关系，所以治疗便秘时结合健脾气以助运化功能，或健脾和胃法一块用，对治疗便秘有一定协助。

4. 津血亏虚致胃肠失去润柔，常出现大便干结几日不行，口干舌燥，腹部胀满或胀痛，舌质红或淡白，脉沉细无力。治宜滋补津血以润肠通便，笔者常用四物汤，且重用当归、川芎，用量30～50 g。

5. 肾阳虚致胃肠虚寒而无力运行造成的大便秘结不通，可见腹部胀满或疼痛，大便不干燥但难于排下，几日不行，舌质淡白苔薄白，脉沉迟缓无力，四肢、腰脊冷痛，治宜温补肾阳以运行通便，方用金匮肾气汤之类。

（三）补肾气补肾阳治疗癃闭

肾阳亏虚，生化不行，还可导致小便不行而成癃闭，通利小便只是治其标，不可能治本取效，补肾方能令气化而水行以治本。引张氏肾虚寒凝案。

病案3：

汪某，男，56岁，1983年5月14日初诊。

小便点滴难出，少腹拘急，阴囊及阴茎内缩年余。刻下病情日渐加重。下肢麻木，行走不便，阳事不举，食欲欠佳。某医院诊为"慢性前列腺炎"，给予抗菌消炎治疗半年，效不显。导尿多次，患者感觉十分痛苦，求诊于中医。刻诊：面色灰暗无华，舌质淡，苔薄白，阴囊及生殖器内缩，扪之则冷凉，脉沉弱，自谓一年前因露宿野外而致。诊为癃闭。

病机： 肾阳亏虚，精血不足，阴寒内盛。

治则： 温肾壮阳、生精填髓、温化寒湿。

处方： 右归饮加减。生地10克，熟地10克，黄芪15克，山药10克，菟丝子12克，当归10克，肉桂10克，茯苓15克，白术10克，牛膝10克，川芎10克，葫芦巴10克，丹参12克，桑枝10克，附子10克，甘草3克。

黄酒为引，水煎服。

6月11日复诊：服10剂后，排尿较前通畅，但遇冷仍加重，阳事渐举而不坚。原方改为附子30克（先煎去沸沫），乌药10克，巴戟天12克，木香8克，取20剂。

7月3日三诊：病情大有好转，食欲增，少腹拘急及阴囊生殖器内缩感均消失，小便通畅，双下肢转温。原方加砂仁8克，再服10剂。随访5年，已如常人。

按：《素问·至真要大论》曰："诸寒收引皆属于肾。"该患者因露宿野外，感寒受湿，寒湿内侵，伤及肾阳，而致膀胱气化无力，故小便点滴而出，甚则尿闭，阳虚则阴寒内盛，少腹拘急而阴囊生殖器内缩。用右归饮加味，益火之源，以消阴翳，阳扶阴退，诸证皆愈（《诊集续焰》，青岛出版社，1992年）。

（四）补肺气治疗痰喘胸满闷

肺气虚、痰阻胸膈致胸部满闷、咽下如物阻塞、吐痰、咳嗽或气喘、舌苔白腻、脉滑。治宜补益肺脾以化痰，方用自拟经验方固本平喘汤（《中级医刊》1982年第11期）。

病案4：

齐某某，81岁，北京市某建筑公司离休干部，2012年9月19日就诊。

咳嗽气喘两个月，今年7月份因咳喘而住院治疗半个月。当时诊断为肺炎，出院后至今未间断咳嗽，近来咳嗽加剧。2006年做前列腺癌手术。

诊时咳嗽阵作，并伴有气喘、喉中痰鸣，以活动后加剧，晚上咳嗽较重，吐痰量多色白，口咽干有灼热感，吞咽时咽痛，上胸满闷，腰痛，头晕易汗出，大便干，尿少色黄，少寐。舌质淡，舌边有齿痕，苔薄白，脉滑。

病机： 肺气亏虚，痰热内壅。

治则： 补敛肺气，清化热痰。

处方： 太子参15克，白术15克，山药20克，莲子肉20克，五味子10克，诃子肉12克，金银花30克，黄芩12克，浙贝15克，百合12克，桑皮12克，沙参12克，瓜蒌20克，石斛12克。

2012年9月26日：药后胸闷、咳喘皆减轻，仍大便干、尿黄，前方瓜蒌改30克，太子参改20克，14剂。

2012年10月15日：药后咳嗽及胸满闷完全消除，二便正常，仍时有腰痛，头晕，双下肢痛，要求治疗腰痛。

按： 患者胸部满闷、咳喘已两个月之久，看似上焦痰火所致，如用通降痰火之法，是治标不治本。此症形成的原因是肺气亏虚而不收敛致咳喘，脾气亏虚不能运化水湿而致痰，肾气虚损不纳气而致气喘，这三方面虚而不收、不化、不纳，共致胸部满闷、咳喘疾的不愈，所以治当用太子参、山药、莲子肉补益肺气，白术配太子参健脾以助运，五味子、诃子取收敛之性以固肺肾之气，再配合治标化痰热的黄芩、金银花、瓜蒌、桑皮。这样肺气得补敛，脾气得运化，肾气得收固，痰火清而病愈，这也充分说明了"塞因塞用"反治法应用得当的效验。

（五）补精血治疗闭经

气、精、血亏虚致闭经，可见小腹胀满、舌质淡、苔薄白、脉沉细缓无力。脾肾气虚为主者，治宜补益脾肾，方用四君子汤合金匮肾气丸；精血亏者，宜补益精血，方用四物汤合左归饮治疗。

验案5： 引徐氏肾虚精亏闭经案

王某，女，38岁，1988年10月12日初诊。

患者14岁月经初潮，期、量均正常。1986年2月行人工流产术后流血过多，遂致月经后期、量少，继而闭经。曾就诊于市某院妇科，诊为"黄体分泌孕酮不足"，行黄体酮注射未愈。诊见面色暗淡无华，头晕气短，形寒神疲，腰膝酸软无力，少腹冷。舌淡苔白，脉沉细无力两尺尤甚。

病机： 肾阳不足，精血亏损，胞宫失养。

治则： 温补肾阳，滋养精血，调理冲任，先图治本。

处方： 熟地20克，山茱萸15克，仙灵脾15克，何首乌20克，当归15克，菟丝子15克，党参15克，枸杞子15克，巴戟天12克，山药20克，续断12克，肉桂6克。

水煎服，日服1剂。

服上方15剂后，诸症明显好转，惟感腰酸微胀，少腹微痛，似乃经水欲行，再用养血温肾通经法。

处方： 当归15克，白芍12克，熟地20克，川芎9克，菟丝子15克，巴戟天12克，何首乌20克，香附15克，泽兰叶10克，鸡血藤20克，肉桂6克。

水煎服，日服1剂。

3剂后，月经来潮，经色淡，量适中。病人自感乏力，腰酸嗜睡，可知其精血渐复，冲任已通，其本尚虚，仍依滋养精血、温补肾阳法，以善其后。

处方： 熟地30克，山茱萸15克，仙灵脾15克，巴戟天12克，何首乌20克，枸杞子15克党参15克，山药20克，当归12克，香附9克，陈皮6克，炙甘草9克。

服上方20余剂，月经正常，余证皆除。

按： 患者因人工流产术后流血过多，导致闭经。其病机为精血亏虚，阴损及阳，冲任虚寒，胞宫失养。故以滋养精血、温补肾阳为大法，先固其本，待气血渐复后又以养血温肾通经法行其气血，月经来潮后再守方加味，仍顾其本。病人气血既复，月事自调（《诊籍续焰》，青岛出版社，1992年8月）。

【体会】

1. "塞因塞用"是中医重要的治疗方法，临证中会经常应用。笔者认为，认真辨证是前提，才不会见痛治痛、见胀除胀，治标不治本。从以上验案可见，案1胃脘胀满呃气，处方中并没用理气降气药而胃胀呃气消除；案2便秘没有应用通便泻下药，补肺气而大便自通；案3癃闭，没有利尿而小便自利；案4咳喘胸闷，没有应用开胸理气药而病愈。案5闭经案也没有应用活血化瘀药而经行自如，从而可见"塞因塞用"法的可行性及实用性。

2. 找出致病原因，主以治本的"塞因塞用"法，可以适当地佐用治标之法，但一定要掌握主次，不可本末倒置。

二十四、泄泻：误用健脾固涩药

  泄泻是指大便次数增多，便量稀薄不成形或水样。该病早在《内经》中就有"泄泻""洞泄""飧泄""注泄"等各种不同名称，汉代张仲景把痢疾和泄泻统称为"下利"。至隋代的巢元方在《诸病源候论》将该病轻者称为泄，重者称为大便失禁，"大便失禁者，由大肠与肛门虚冷滑故也"，宋代以后才将该病称为泄泻。明代张景岳在《景岳全书·泄泻》中说："凡泄泻之病，多由水谷不分，故以利水为上策。"清代李中梓在《医宗必读·泄泻》中非常详细地讲述治疗泄泻以淡渗、升提、清凉、疏利、甘缓、酸收、燥脾、温肾、固涩等九种方法。

  外感邪气所致泄泻：是指感受风、寒、湿、暑热之邪导致泄泻，其中以感受暑、湿、热为多见，可出现不同程度的急性泄泻，泄下稀便日几次或十几次，伴有腹痛，肛门有灼热感，身热，体温可升高，甚至高烧，小便黄赤、舌苔黄腻、脉数，西医常诊为"急性肠炎"。多宜清热化湿法，必禁用酸收、固涩法。如误用必敛邪不去，使泄泻加重。在这一方面元代朱震亨在他的《丹溪治法心要·泄泻第二十二》中说："有湿、有气虚、有火、有痰、有积，世俗类用涩药治痢与泻，若积久而虚者，或可行之，而初得者，必变他证，为祸不小，殊不知多因于湿，惟分利小水，最是长策。"由此可见，这种因湿热所致的急性泄泻决不可应用固涩剂。

病案1：

  周某某，男，35岁，北京市朝阳区工人，2017年6月20日就诊。

  患者自述7天前被雨淋后头痛发热，腹痛，大便泻下日3次。经当地诊所治疗，头痛发热已基本控制，但大便仍每日3~4次，昨天泻下6次，便稀不成形，便前小腹痛，时有恶心欲吐，周身无力，体温37.3℃。舌苔薄腻色黄，脉数。

病机： 外感湿热，伤及胃肠（急性肠炎）。

治则： 清化湿热。

处方： 葛根12克，黄芩15克，黄连12克，藿香10克，甘草10克，炒山药20克，莲子20克，大黄12克，佩兰10克，陈皮12克。

7剂。

2017年7月5日：患者今天陪家父来诊病时说，服上次药3天后即泻止痛消，只服了4天一切正常，家中还存3天药不服了。

按： 湿热内阻伤及胃肠而导致的泄泻，是实热证，应用葛根芩连汤，加用化湿解表的藿香、佩兰，又用山药、莲子、大黄祛内里湿热，这样湿热除、肠道清，故泄泻自停，所以这类病例绝不可误用健脾补益和固涩类药物收敛助湿热，会使泄泻加重。应用大黄通下湿热，这也就是《内经》中所说的"通因通用"。

病案2：

秦某，女，56岁，本院护工，2018年7月12日就诊。

患者因和同事发生口角，生气着急一次，当天即感两胁胀满不舒，第二天一早排大便一次，下午又排两次，今天上午又排便两次，便稀不成形，伴有周身无力，不欲饮食，时有胃脘胀满，头晕，舌苔薄白，脉沉弦。

病机： 肝气郁结，乘制脾土。

治则： 疏肝健脾以止泻。

处方： 逍遥丸3盒，照说明服用。

2018年7月18日：患者见到笔者说，服逍遥丸后泻止，其他症状已消除。

病案3：

吴某某，女，56岁，北京市东城区某大厦职工，2012年3月15日就诊。

泄泻一年，曾在某医院做肠镜，直肠及结肠等均未查出器质性病变，经多次服用中西药治疗未效。

诊时：大便泄泻，每日2~4次，质稀薄，食欲尚可，舌苔薄白，脉沉缓无力。

病机：脾虚失运。

治则：健脾助运。

处方：太子参15克，炒白术15克，云苓15克，炒扁豆15克，陈皮12克，炒山药20克，莲子肉20克，砂仁5克，薏苡仁20克，干姜10克，姜半夏12克，鸡内金15克，白豆蔻10克，炒枳壳12克。

水煎2次，日2次服，7剂。

2012年7月4日：患者自述，3月份服药7剂，无效果，大便泄下依然。因外地出差两个多月，本次回家后仍要求继续治疗。

因上次药后无效，即考虑到辨证用方的错误，故本次详细问诊：大便仍日2~4次，质稀薄。问患者除大便泄泻，还有哪些不适，要全面述说。她说还有腰痛已有3年多，每因走路多则腰痛加剧，并双下肢沉重，双目干涩，时有头昏沉，酸胀。舌苔薄白，脉沉细缓。根据以上问诊，改变以前的治法。

病机：肾阴亏虚，虚火内盛，侮及脾土。

治则：补肾阴，降虚火。

处方：山萸肉20克，炒山药20克，熟地30克，丹皮12克，泽泻12克，茯苓15克，续断20克，桑寄生20克，枸杞子20克，菊花12克，菟丝子20克，炒枳壳12克，莲子肉20克。

水煎2次，日2次服，7剂。

2012年7月13日：药后大便日1~2次，质稀薄，其他症状皆有减轻。前方继服7剂。

2012年7月30日：服完7剂后，大便正常，因工作原因，故停药一周，各方面情况良好，其他症状也基本消除，再进前方7剂。

2012年11月9日：药后大便已完全正常，其他症状消除。近10天来，又感腰痛头昏，前来就诊。

按：此证一诊按脾虚泄泻治以参苓白术散，看似对症，可服用后毫无效果，这就要考虑是否诊治有错误。经详细问诊，发现肾阴虚的症状，随之改变治疗，以肝肾阴虚火旺、虚火侮及脾土治疗而取效，这说明泄泻不仅责于脾胃。方以杞菊地黄汤加用补肾的续断、桑寄生、菟丝子补益肾阴，肾阴得补，虚火得降，脾土得解，自然泄泻停止。

【体会】泄泻的分型，大体上可有风寒伤及脾胃、湿热侵及胃肠、肝气乘制脾胃，这四种均为实证。还有脾胃虚弱、运化无权，肾阳亏虚、固纳无能，均为虚证。从治疗方面看，实证者必祛邪，如补益固涩，必会助邪则泄甚。

二十五、寒热药并用之误

寒热药并用是指在一个处方中寒性药和热性药皆有，在辨证不清楚、治疗原则不明的情况下，不可以在一个处方中寒凉药物和温热性药物并用。在辨证清、治则明确的情况下，可以寒热并用。首先要知道，什么情况下可以寒热药并用，什么情况下不可以寒热药并用，以下五种情况下是可以寒热并用的。这是证情的需要，更主要的是为了增强治疗效果。

1. 助君药行使功能的情况下，可以寒热药并用。例如治疗外感风热而见咽痛身热的银翘散，其中君药为金银花、连翘，用量皆为一两（《温病条辨》中的剂量），配合温性的荆芥穗四钱，取其帮助君药辛开以驱邪。再如治疗风热痹痛的白虎加桂枝汤，方中大剂量的石膏、知母，配伍小剂量的桂枝以增君药石膏散邪之功。

2. 应用反佐治疗方法时可以寒热药并用。例如治疗肝火犯胃所致嘈杂证的左金丸，其中以大剂量的黄连苦寒以清肝胃之火，配合小剂量的吴茱萸反佐以制约黄连之苦寒，再者还能降逆以助平息肝胃之火（本方出自《丹溪心法》，其剂量为黄连六两，吴茱萸一两）。再如《太平惠民和剂局方》中的戊己丸，也是黄连和吴茱萸寒热药并用。

3. 应用"阴中求阳""阳中求阴"时可以寒热药并用，例如治疗肝肾阴虚的虎潜丸，方中以大剂量的黄柏、龟板、知母寒凉养阴清火，配合小剂量温热性的锁阳、干姜，以图阳中求阴，阴阳相济。再如《济生方》中的十补丸，用大剂量温热药附子、鹿茸、肉桂，再配合性寒凉的牡丹皮以图阴中求阳。

4. 明显的寒热混杂证可以寒热药并用，例如治疗既有表寒证又有里热证的麻杏石甘汤，方中寒凉性的石膏和温热性的麻黄并用以求辛温散风寒和寒凉清里热，治疗表寒兼有内热的大青龙汤也是寒热药并用。还有一种治疗寒热互结于内的半夏泻心汤，其中苦寒的黄芩、黄连和温热性的干姜、半夏并用，以求辛开苦降，寒热并除。

以下几种病证不可以寒热药并用。

1. 单独的表寒证。例如风寒表实的麻黄汤证，风寒表虚的桂枝汤证，这类疾病若在处方中加入寒凉药，势必雪中加霜，更助寒邪。

2. 表寒证又兼有里寒证，不可以寒热药并用。例如外感风寒内有寒饮的小青龙汤证，是以温性药既祛在表之寒，又除在里寒饮。如加用寒凉药，势必增加寒邪，使病情加重。

3. 单独的里热证不可以寒热药并用。例如清气分热的白虎汤，清营分热的清营汤。犀角地黄汤，清解三焦热盛、实热火毒的黄连解毒汤、凉膈散，清心火的导赤散，清肝胆火的龙胆泻肝汤，清肺火的泻白散等，皆是以寒凉性药物直解实性火热，此证若配合温热药在其中，势必会火上加油，致火热更重。

4. 单独的阳虚寒盛证不可以寒热药并用。例如中焦脾胃阳虚寒盛的附子理中丸、吴茱萸汤、小建中汤、大建中汤，皆是应用温热性药物温中散寒，再如治疗肾阳衰微的四逆汤、白通汤、参附汤、回阳救急汤等等皆是大剂量的温热药散寒助阳。这种病证如再配合寒凉药，势必雪上加霜。

5. 因寒致瘀者，不可以寒热药并用。例如治疗阳虚寒盛所致的当归四逆汤证、当归四逆加吴茱萸生姜汤、黄芪桂枝五物汤证等，皆是以温热性的桂枝、生姜、细辛等散寒温经通络。如用寒凉性的药物，势必会造成助寒助瘀之症，使病情加重。

6. 内有热痰不可以寒热药并用。例如治疗咳痰色黄、舌质红苔黄腻、脉滑数的痰热内结证，应用的清气化痰丸、小陷胸汤、礞石滚痰丸等，皆是以大剂量的寒凉性黄芩、黄连、瓜蒌等以清化热痰，如再配合些温热药治疗痰热证，势必助热痰生病情加重。

7. 内有寒痰，不可以寒热药并用。例如治疗寒湿内阻，症见吐痰清稀色白、胸膈痞满、舌苔白滑、脉沉滑的苓甘五味姜辛汤、冷哮丸等皆用大剂量的温热药干姜、细辛等温化寒痰，此证如再配合寒凉药，势必助寒增痰，而使病情加重。

【体会】

在辨证清楚的情况下，是可以寒热药并用的。所配同性药用量要小，起到协助大军作战的作用。

本文初步列举了以上七方面不可以寒热药并用的情况。临床中可能还会出现更多的病证，所以我们要以辨证为准绳，制定明确的治疗原则，同性药要合理匹配，不该应用的也绝对不可寒热药并用。

二十六、养阴药与治湿药同用之误

在中医临床诊治中，经常会遇到阴虚体质或某一脏腑或几个脏腑出现阴虚情况，同时又伴有脾虚湿盛或是湿邪过盛的某种兼挟病证，在这种既需要养阴，又需要治湿的情况下，如何制定恰当的治疗原则是非常重要的。一般情况下，不可养阴药和治湿药同时应用。因为滋阴或养阴皆会助湿，祛湿、化湿或燥湿又皆能伤阴。可从以下方面分析：

1. 养阴药如麦冬、天冬、沙参、龟板等性多寒凉，皆具有养阴生津育液的功能，如应用于内湿盛者会阴得阴助，促使湿邪更加重。

2. 燥湿的白术、苍术、厚朴、陈皮、半夏等，或者是利湿的茯苓、泽泻、猪苓、车前子、木通等，或者是化湿的藿香、佩兰、砂仁等，还有祛湿的灵仙、五加皮、桑寄生等，这些药物药性温燥，有很好的祛湿功能，"燥可祛湿"，但燥又有伤阴的一面。

既有阴虚又有湿盛的病证，如何做到既能阴虚得到恢复，又能祛除湿邪，可以从以下方面考虑。

1. 要辨清阴虚和湿盛产生的先后顺序。例如该患者素体阴虚，近又出现了脾虚湿盛之证，或出现了肺气虚而痰湿盛的病证，这样就是素体阴虚为本，脾虚湿盛或者肺虚痰湿是标，这就需要根据先治标后治本的原则，先健脾燥湿或补肺祛痰，待脾健湿祛，或痰湿祛除以后再补阴。反之如该患者是素体湿盛之体，近期因某种原因导致了阴虚火旺，这样就可以先补阴降火，然后再行祛湿。

2. 要辨清阴虚和湿盛二者的轻重。例如患者阴虚明显或者是阴虚火旺明显、湿盛并不严重的情况下，要先补阴或补阴降火，待阴得补、火得降以后再祛湿。反之，如患者脾虚湿严重，出现了不欲饮食、胃胀满痛较严重，或者是其他方面湿邪导致的病症明显，这就要先健脾化湿，待湿祛以后再补阴。

3.在阴虚及湿邪都不太严重的情况下，可选择既能化湿又能养阴的药物，或化湿又不燥、养阴又不滋腻的药物，例如笔者常山药和莲子配合应用。

山药、莲子肉化湿不伤阴、养阴不助湿，这在中药中少有。笔者在治疗既有湿邪内阻，又有阴血亏虚时，或在其他疾病的治疗中，恐养阴助湿或化湿伤阴的情况下，广泛应用该对药，且能取良效。此就两种药的应用述下。

1.药性分析

（1）山药：又名薯蓣、山芋、怀山药等。其味甘、性平，归脾、肺、肾三经，具有健脾化湿、补肾益阴、化痰止咳之功。

《本草再新》说："健脾润肺，化痰止咳，开胃气、益肾水。"参考历代文献对其功效论述，认为山药不仅能健脾化痰湿，又能益肾精，真正起到了健脾助后天、补肾滋先天的双重作用。

（2）莲子肉：又名莲肉、湘莲肉、石子莲等，其味甘、涩，性平。

参考历代文献，莲子肉多有健脾化湿止泻、养护肾阴、补脾阴的论述。《得配本草》说："莲子交心肾，蒸用清心，摄肾不去皮，其皮又补脾阴。"

不寒不温、不腻不燥的山药和莲子肉同用，有化湿不伤阴、养阴不助湿、健脾益后天、补肾助先天的双重效果，所以临床应用相当广泛。

2.验案举例

（1）山药、莲子肉可参与治疗各种心血管疾病，如冠心病、各种心律失常、各种心脏瓣膜病、心梗、心肌病等。

病案1：

宋某某，女，40岁，山东省德州市歌舞团演员，2008年9月5日就诊。

气短心悸3年，诊为"频繁室性早搏，ST段改变"，应用中西成药未效。现时有上胸隐痛，入寐多梦汗出，双手心热，周身无力，不欲饮食，食后胃胀，月经先后无定期，本次已有10天未净，现血量少、色淡，小便正常，大便干。舌质淡苔薄腻色白，脉细缓无力，频繁结代。

病机：心阴血亏虚，脾气虚湿盛。

治则：补心阴安神，助脾气化湿。

处方：炙甘草15克，云苓15克，川芎15克，枣仁20克，桂圆肉15克，莲子肉20克，当归15克，山药20克，太子参15克，炒白术15克。

水煎2次，日2次服，7剂。

2008年9月12日（二诊）：药后月经已停，仍少寐多梦多汗，他证明显减轻，再以前方加龙骨30克，牡蛎30克，水煎服。

2008年10月15日（三诊）：服用上药一个月，各症消除，饮食正常，再以人参归脾丸配合稳心颗粒服用三个月。后随访，至今各方面情况良好，如稍有不适，即随之服用人参归脾丸，现一直上班工作。

按：该患者为心脾两虚证，应用归脾汤加减，补心气、益心血、健脾化湿，又配入山药、莲子肉增强健脾养心之功，又无伤阴血、助脾湿之弊，方得良效。

（2）山药、莲子肉可参与治疗急慢性气管炎、肺气肿、肺心病、支气管扩张及各种肺炎、肺结核、肺癌出现的咳喘痰湿又兼有阴虚证。

病案2：

贾某某，女，77岁，北京市居民，2012年1月5日就诊。

咳喘8年，近年来加剧。X光片示双肺纹理增多，近来无间断应用中西药诊疗均未显效。

现仍咳喘阵作，气喘喉中痰鸣，活动后加剧，吐痰时白时色黄，周身无力，饮食尚可，时时腰痛，头痛以头顶部重，口干，小便频数，夜间3~4次，大便2~3天1次，偏干，舌质暗红，苔薄白，脉细弦。

病机： 肺气虚而不敛，肾阴虚而不固。

治则： 补肺气化痰湿，益肾阴纳气止咳。

处方： 太子参15克，炒白术15克，山药20克百合15克，莲子肉20克，菟丝子20克，诃子肉12克枸杞20克，川贝母5克，补骨脂12，克寄生20克，川断20克五味子10克。

水煎2次，日2次服，7剂。

2012年1月13日（二诊）：服药7剂，咳喘基本消除，他证亦明显减轻，前方继服14剂。

2012年2月3日（三诊）：气喘完全消除，仍时有咳嗽及头痛，舌质暗红，苔薄白，脉沉细。再以前方加川芎12克，14剂，水煎服。

3个月后随访，各方面情况良好。

按： 本方为自拟方固本平喘汤加减，是治疗一切慢性咳喘的主方。方中加入莲子肉及山药，对这种肺肾两虚，又兼有痰湿者，更显示出药对的应用价值。

（3）山药、莲子肉可参与治疗各种慢性胃炎、肠炎、胃溃疡、十二指肠溃疡及一切消化系统恶性肿瘤。

病案3：

刘某某，男，88岁，北京市退休干部，2012年1月15日就诊。

胃脘胀痛6年，近月来加剧。胃镜诊断示"浅表性胃炎，十二指肠球炎"，无间断应用中西成药效不显。

现仍每次饭后胃脘胀满，兼有隐隐作痛一个小时左右，食欲不振，有时整日呃气不断，近月来呃逆不断，大便不成形，日1~2次，舌苔薄白，脉细缓无力。

病机： 脾虚湿盛，胃气上逆。

治则： 化湿健脾气，降逆保胃阴。

处方： 太子参15克，炒白术15克，枳壳12克，木香10克，炙甘草10克，姜半夏6克，砂仁5克，陈皮12克，莲子肉20，内金12克，山药20克，云苓15克。

水煎2次，日2次服，14剂。

2012年2月8日（二诊）：药后各症明显减轻，再以前方继服14剂。

2012年3月1日（三诊）：服上药28剂，各症基本消除，唯食欲未增，再以上方服用20剂。

2012年4月2日（四诊）：药后各症消除，饮食增加，嘱再以香砂养胃丸服用1个月。

按： 此为脾虚胃弱案。脾虚指脾气虚，失其运化功能致湿盛，而见少食、胃脘胀满痛；胃弱是指胃阴虚而胃气不降。脾恶湿，其气主升；胃恶燥，其气主降，采用香砂六君汤健脾和胃降逆，又配合山药、莲子肉一助其化湿，二养胃阴以助降逆，从而脾得健、湿得化、胃气降而诸证全消。

（4）山药、莲子肉可参与治疗各种急慢性肝炎、肝硬化、肝癌及一切肝气瘀滞所致的肝胆疾病及妇科疾病。

病案4：

谭某某，女，58岁，河北省故城县农民，2011年3月20日就诊。

胃胀满15天，乙肝病毒携带15年。5年前曾患乙型肝炎，经治疗肝功正常。2011年3月19日当地县医院B超：肝硬化腹水，脾大4.5 cm，肝功：ALT：156，AST：120，γ—GT：280，大三阳。现胃胀不敢进食，食后胃脘胀甚并连及两肋，周身无力，口干口苦时头晕，双下肢浮肿，小便黄，大便干，2~3天1次，舌苔白腻，脉弦。

病机： 肝血瘀滞，脾虚湿盛。

治则： 清热化湿，疏肝健脾，软坚散结。

处方： 山药20克，莲子肉20克，鳖甲30克，郁金12克，香附12克，枳壳12克，白芍15克，丹参30克，云苓15克，虎杖15克，木香10克，半枝莲30克，车前草20克。

水煎2次，日2次服，10剂。

2011年3月29日（二诊）：药后各症均减，前方山药改为30克，莲子肉改为30克，继服20剂。

2011年4月25日（三诊）：患者儿子来代诉，各症完全消除，饮食正常。24日在县医院做B超：肝硬化，腹水消失，脾大4.1 cm，肝功检验各项均正常。2011年12月25日来电话述，患者一切很好，未间断做家务活。

按： 肝郁血瘀可致肝硬化，肝体硬、缩小及脾脏大，脾主运化水谷精微失常，致胃脘及两肋胀满，脾主运化水湿失常又导致水胀满，所以应以疏肝气、健脾气、软坚散结为治疗大法。因肝体阴而用阳，体阴极易消弱，而用阳又极易亢盛，所以时刻固护肝阴极为重要。因此本案应用笔者自拟方——软肝要方加减（软肝要方刊登在《中国中医药报》2010年12期《名医名方》栏目）。方中除鳖甲、当归、白芍固护肝阴外，山药、莲子肉既能助归、芍柔肝阴，又能助术、苓健脾化湿，所以取得了好效果。

（5）山药、莲子肉可参与治疗各种肝肾阴虚又兼有痰湿的内、外、妇科疾病。

病案5：

王某某，女，28岁，北京某三甲医院的护士，2012年3月3日就诊。

白带量多8个月，妇科检查示宫颈糜烂，检验霉菌阳性，曾多次应用栓剂及激光治疗效不显。

现仍白带多，色白、清稀状，有时如豆腐状，外阴痒，腰痛两年，时头晕，双目干涩，月经正常，二便正常，舌苔薄白，脉沉细。

病机： 湿浊下注，肾阴亏虚。

治则： 化湿浊为主，益肾阴为次。

处方： 山药20克，莲子肉20克，云苓15克，黄柏12克，苍术12克，炒白术15克，薏苡仁20克，芡实15克。

水煎2次，日2次服，7剂。

2012年3月11日（二诊）：药后白带量减少，已没有豆腐状物，阴痒明显减轻，再以前方服14剂。

2012年4月1日（三诊）：继服上药21剂，阴痒白带完全消除，仍有腰痛，头晕，双目干涩，舌苔薄白，脉沉细，再以滋补肝肾、清利头目为主。

处方： 山药20克，莲子肉20克，枸杞20克，丹皮12克，泽泻15克，女贞子20克，云苓15克，川断20克，熟地20克，山萸肉20克，丹皮12克，菊花15克，当归15克，川芎15克，寄生20克。

水煎2次，日服2次，7剂。

2012年4月9日（四诊）：药后各症基本消除，再以原方服用14剂。

按： 该患病实为两个方面，一为湿浊内盛的带证，二为肝肾阴虚证。所以首先清化湿浊，用山药、莲子肉护阴再助化湿，待湿浊祛后滋补肝肾时，又以山药、莲子肉以防滋腻，二者以其化湿之功，祛除余之湿浊，这样方合病机，即可药到病除。

【体会】

1. 山药、莲子肉同为甘味性平，二者配合应用，补阴而不腻无助湿之弊，化湿又不燥无伤阴之忧，是一对好对药。

2. 因山药、莲子肉含有人体必需的碳水化合物、蛋白质等营养物质，所以二者配合应用，起到补后天脾及助先天肾的双重作用。

3. 凡有阴血亏虚，又兼有内湿、痰湿者，不论内、外、妇科疾病皆可加入此药对应用，一般疾病在治疗中恐其化湿伤阴又怕养阴助湿时也可以应用。

4. 二者其生品可食用，干者可粉碎后做粥，以健脾补阴，是食药双用之佳品。

5. 二者应用其量宜大不宜小，水煎剂，每剂可用20~40克。如以化湿为用，二者皆可土炒或米糠炒，如以养阴为主，可生用。

二十七、恐辛散之剂伤阴而误用滋阴药

辛散之剂即是以辛味药组成的方剂，此类药味辛，性多温热，分别具有疏散、发表、疏通、理气、温化的功效，常在临床中应用治疗外感、痰湿、风湿、脾湿胀满等证，用之恰当则药到病除，如果用量过大，或服用时间过长，或本是阴虚之体，就需要认真应对，为了预防伤阴或是已出现了伤阴的局面，加入了麦冬、天冬、沙参、元参、生地等滋阴药，有时候养阴的方面不但没能解决，又因滋阴药性味多寒凉，造成寒凉之性伤及了患者的气虚或阳虚之体。

这种情况如何处理？不用滋阴药那用什么呢？清朝的周学海在其《读医随笔》中对此曾说过："凡辛散之，佐用甘酸，皆此义也，小青龙汤之五味子……桂枝汤之白芍，最可玩味。"周氏明确地指出应用辛散之剂佐以甘酸之品以防伤阴的必要，并例举了小青龙汤、桂枝汤配伍酸味药的先例。这种有治有防的思想观点，是可贵的，同时也是我们在临床工作中必须要借鉴的。

（一）为什么说"辛散之剂"要防伤阴

辛味药多包括辛温发表药、辛凉解表药、辛苦开泄化湿药、辛甘温补药等。

辛味药能散、能行、能通利。例如麻黄、桂枝、荆芥、防风等辛温之品，如用之太过，势必在发散过程中因肌表开放致阴津外泄。木香、砂仁、枳壳、陈皮等辛味行气药，如过量应用，势必有耗伤津液的作用。再如半夏、南星、白芥子、白前等辛味化痰药，如过量或长期应用，也会伤阴。

（二）"辛散之剂"佐用甘酸育阴的古方方药

常用的桂枝汤、小青龙汤前已述及。另外，《温病条辨》中辛凉散表清热的银翘散、桑菊饮二方中均佐用甘味之苇根以生津。《伤寒六书》中辛凉解肌的柴葛解肌汤，在柴胡、羌活、白芷、干葛大队的辛散药中佐以白芍、甘草以酸甘化阴。《阎氏小儿方论》中，升麻葛根汤在用升麻、葛根辛散透疹的同时配伍白芍、甘草以养阴。《备急千金要方》中的独活寄生汤以大队的辛散药独活、细辛、防风、肉桂等又配伍甘草、白芍以养阴。另外，四逆散、柴胡疏肝散、逍遥散等皆是在辛散的同时配合酸甘养阴药。

（三）应用"辛散之剂"佐以甘酸防伤阴验案

韩某，女，32岁，北京市某科工集团职工，2013年3月20日就诊。

月经63天未至。近两年来（产后）月经每次40~60天一次，有甲亢史多年，一直服用治甲亢药。

平时常伴有头晕、腰痛、双目干涩，食欲可，时有少寐多梦，二便正常，现无腹部胀痛、双乳胀痛等。查：尿早孕试验阴性，舌苔薄白，脉沉细弦。

病机：寒滞肝脉，经脉不通。

治则：温经活络，疏通血脉，佐用甘酸。

处方：当归20克，白芍15克，桂枝12克，吴茱萸10克，干姜12克，香附12克，佛手12克，红花15克，三棱12克，莪术12克，川芎15克，太子参12克，甘草12克。

水煎2次，日2次服，7剂。

2013年3月29日：服用上药4天后月经来潮，血色暗，血量少，无腹痛，近日未停。患者不愿服用中药，再以右归胶囊3盒。

按：本案为素体肝肾两虚又寒滞肝经案。以温经汤加味，方中以吴茱萸、干姜、桂枝、佛手辛散疏通为君药，红花、三棱、莪术辛通血脉为臣，当归、川芎、太子参益气血为佐，方中白芍、甘草味酸敛阴，以防辛散太过伤阴，又防通达太猛使流血太多而收敛为使。这样，诸药相合，肝经得温通，又无伤阴耗血之弊，实为万无一失。

【体会】

1.应用辛散之剂，若应用时间过长或是大剂量应用时，考虑到养阴的方面是必要的，但注意不用寒凉滋阴药，用酸甘化阴药，还可以配合养阴不助湿、化湿不伤阴的山药、莲子配合。

2.在防伤阴的时候，还需分清伤的是阴液还是阴血。如防伤阴血，可配合应用当归、川芎、白芍、熟地等。如防伤阴液，可再分辨是伤某脏腑之阴还是脏腑之津，再对症用药。

二十八、辨证不清、方药不对之误

辨证论治是中医学基础，辨证是以阴阳五行、脏象经络学说为理论依据，以望、闻、问、切四诊作为手段，以八纲、治则理论作为指导的综合方法。是对制定治疗方法指出方向。只有治疗方向明确，才会有正确的治疗方法；有了正确的治疗方法，才会有合理恰当的药物组成；有了合理恰当的药物组成，才会有好的治疗效果。理、法、方、药这四个环节，一环连一环，是一种相对应的顺序连接。例如辨证得出的病机是肝肾阴虚（理），制订的治疗法则就是补养肝肾之阴（法），接下来就是方剂可选用枸菊地黄汤（方），最后选配药物：芋肉20克，山药20克，泽泻10克，云苓15克，丹皮10克，熟地30克，枸杞20克，菊花12克（药）。这样完整对应下来，就会有好的治疗效果。如辨证不正确，本是肝肾阴虚之证，如辨为肝气郁结，再用疏肝解郁的治法及方药，就没有好的治疗效果。如果辨证肝肾阴虚是正确清楚的，下边治法却是养心健脾，方药里也是养心健脾的药，这样也不会有好的治疗效果。

从而可见，辨证的正确清楚是非常重要的第一环。下边引两个病案看是不是理、法、方、药相对应，治疗效果如何。

病案1： 脾胃虚弱、湿热蕴结

彭某，女，54岁，1988年7月14日初诊。

有10余年腹泻病史，反复发作，时轻时重。近日大便稀，每日2～4次，带血和黏液。里急后重，腹胀痛；周身乏力，腹部怕凉，心烦口苦；舌质暗，苔薄黄。检验：大便潜血（++）。结肠镜示：上自60厘米处，下至肛管，其肠黏膜均充血、水肿，血管纹理不清，尤以20厘米以下为著，25厘米处有米粒样息肉。病理检查结果：慢性结肠炎，管状腺瘤，上皮呈轻度不典型增生。

病机： 脾胃气虚、湿热蕴结、大肠气滞血瘀。

治则： 行气化瘀、苦寒燥湿之法。

处方： 炒白芍30克，甘草6克，木香9克，黄连6克，当归12克，苦参30克，生地榆12克，椿根白皮15克，砂仁6克，大枣5枚。

水煎后加食醋10毫升，二次分服。

二诊： 服药6剂后，大便日1～2次，质软，已不带血。腹胀减轻偶有腹痛，尚有手足心热，口苦，乏力，舌苔薄黄。上方去苦寒性椿根皮，加白蔻仁6克，荷叶15克，白术9克，服法同前。

按： 本案例的大问题在于脾胃虚弱、湿热蕴结，主症是腹泻10年余。所列病机是：脾胃气虚，湿热蕴结、大肠气滞血瘀。治则是：行气活络、苦寒燥湿。病机是脾胃气虚，治则却没有补脾胃之气。治则内有大肠气滞血瘀，但看处方中却没有治血瘀药物，反之有止血的生地榆。这样看来病机和治则不能对应，治则和处方药物也不能对应，总地说这理、法、方、药不对应的治疗，不会有好的治疗效果。

病案2：

曾有一些中西医结合者，推崇西医诊断、中医治疗，也就是经西医诊断出来的病证，不经中医的辨证统一应用一个方子去治疗。每个人有不同的体质，有不同的年龄差异，还有不同的发病原因，更会有发病各脏腑气血的差异，应用同一个处方怎会能治好同一种病？今将某个内部出版的学术书刊中相关内容选录以下：

这是一首治疗冠心病的处方，声称可治疗所有的冠心病，能净化血管，消除斑块，该作者说这是他研制的最有效的可使心脑血管疏通的好处方。

本方组成：柴胡12克，半夏12克，木香10克，制香附10克，青皮12克，赤芍12克，炒白芍12克，当归15克，甘草10克，栝楼15克，薤白12克，淡豆豉15克，荷叶15克，决明子15克，生山楂15

克，降香12克，郁金12克，肉桂10克，丹参15克，川芎15克，制乳没各6克，玄参15克，生地15克，黄芪30克，炮山甲5克，炒白术12克，焦三仙各12克，川连5克，栀子10克，金银花10克，生大黄15克（后下），生姜15克，大枣3枚。

上再加其他5味名贵药品，水煎2遍，合并药液，分2次服用。

该处方中有中药36种，又加上5味名贵药品，共计41味中药，其中有祛湿的半夏、栝蒌、川连、大黄，有养阴的生地、玄参、白芍、当归，有活血化瘀的山甲、乳没、丹参、川芎、赤芍，有温热的肉桂、生姜，又有寒凉清热的栀子、金银花，有补气的黄芪、白术，还有理气的香附、木香、郁金，还不说该作者保密的5味名贵药，即该方有7个功效，又有相互矛盾的养阴药与化湿药、补气药和理气药、寒凉药和温热药。这个41种药物的组合能是有效的西医诊断、中医治疗的良方吗？

【体会】本文的意图，就是让我们在中医理论的指导下，对一个病证要认真辨证，然后找出这病证的发病机制，再接着定出相适应的治疗法则，通过治疗法则找出恰当的方剂，理、法、方、药对应是取得良好治疗效果的重要环节。在辨证明确的前提下，在这理、法、方、药对应的前提下，药物选用要精而简，君、臣、佐、使配伍恰当，防止那补泻在一起，寒凉在一起，化湿和养阴在一起，相互矛盾的配合，这些皆是我们中医临床工作者应该时刻注意的。

二十九、春夏季不可误用寒凉，秋冬季不可误用温热

春夏季气温较高，不可误用寒凉药；秋冬季气温较低，不可误用温热药。这样听起来似乎不合常理，春夏炎热本应用寒凉清其热，秋冬严寒本应用温热散其寒，为什么要反对这种常理而行呢？这种观点的最早记录还是源于《内经》中"春夏养阳，秋冬养阴"的养生大法。可以说，这无论对人体养生，还是在中医临床治疗中，皆有一定的科学道理。

"春夏养阳，秋冬养阴"出自《素问·四气调神大论》，意为春夏两季宜保养阳气，秋冬两季宜保养阴气。这是古人顺应四时阴阳变异的养生方法之一，为历代医学家及养生学家所重视，至今对养生健身、防病治病有着重要的指导意义。

（一）《内经》中的有关理论，认为"春夏养阳、秋冬养阴"的理论概念实指两方面内容。

1. 动静阴阳观：中医学认为"热为阳，寒为阴""开散者为阳，敛降者为阴""动而走者为阳，静而守者为阴"，以顺应春生夏长、秋收冬藏的动静阴阳分属。"春夏养阳"之"阳"，为温热、上升、向外、活动之意；"秋冬养阴"之"阴"，为凉寒、沉降、向内、清静之意。所以春夏人多活动以养阳，秋冬人多清静以养阴，与四时万物动静合拍，形成人体动静的四季养生方法。

2. 四季五脏阴阳观：《素问·六节藏象论》中记述心"为阳中之太阳，通于夏气"，肺"为阳中之太阴，通于秋气"，肾"为阴中之少阴，通于冬气"，肝"为阴中之少阳，通于春气"，脾"为至阴之类，通于土气"，五脏功能活动与四时阴阳消长有着密切的

关系。因此，"春夏养阳"，助肝（少阳）心（太阳）生长之气；"秋冬养阴"，助肺（少阴）肾（太阴）收藏之气。五脏阴阳外应四时阴阳以促进生长（化）收藏，方谓"以从其根"。正如清朝张志聪所说："寒暑弛张，生生化化，万物咸张。"

由此可见，"春夏养阳，秋冬养阴"是五脏、四时、阴阳、动静相协调和"天人相应"整体观与养生保健理论的具体体现。

（二）为什么春夏季节易阳虚阴盛要养阳，秋冬两季易阳盛阴虚要补阴？

春生夏长、秋收冬藏是自然界变化的普遍规律。春夏季节，阳气旺盛，万物生机盎然，影响人体则腠理疏松、开泄，故常汗出，体内阳气亦随之外泄，致使阳气易虚。因汗液的排泄靠阳气的功能动力，有"阳加阴谓之汗"之说，汗出越多，消耗阳气越多，所以气温越高，耗伤阳气亦增多。再者，春夏两季，人们喜食寒凉，会使阳气更耗，这即是春夏要时时注意保养阳气的道理。秋冬季节，天气由凉变寒，阴气当令，影响人体则肌表致密，体内阳气常郁闭于内，不易外发而致阳气偏盛、阴气偏衰。气温越低，阳气郁闭越重。再者，秋冬常喜食温热辛辣之品，也易伤阴助阳，所以秋冬要注意保养阴气。张志聪说："春夏之时，阳盛于外而虚于内；秋冬之时，阴盛于外而虚于内。故圣人春夏养阳、秋冬养阴，以从其根本而培养也。"

以下两病例更能说明为什么春夏易伤阳，秋冬易伤阴。

1981年夏，笔者在中国中医科学院广安门医院进修，当年盛夏炎热异常（气温常在35 ℃左右），医院内防暑降温，自制大量冰镇冷饮供医护人员饮用。于是笔者每日用3个暖水瓶取来频饮，自认时值青壮年多饮无妨，晚上又去地铁站内坐卧看书至晚10时。这样待20天后，突患感冒，经服用APC、藿香正气丸2日未效。症见周身恶寒，鼻塞流涕，头痛身痛，恶心欲呕，纳呆食减，脘闷不舒，舌苔薄白稍腻而滑润，脉浮数，体温39 ℃。服解热镇痛药无效，这才考虑系大量冷饮及久坐阴寒之处伤及体内阳气，故而诊为阳气亏虚、卫气不固，邪气侵表，寒化伤及脾胃。宗麻黄附子细辛汤合参苏饮之方义以助阳健脾、疏散表邪：麻黄6克，附子10克，细辛4克，紫苏10克，陈皮10克，木香6克，半夏10克，茯苓15克，荆芥穗6克。服药3剂病愈。由本案可见，夏季人体阳气易虚之时，再过食寒凉，又久坐阴寒之地，可导致阳气亏虚而致病，这也说明了夏易伤阳及春夏养阳的重要性。

1984年冬，曾治一男性，其因咽喉干痛、咳嗽而就诊，经服用六神丸、土霉素、复方新诺明等药皆无效。再三询问其发病原因，患者语，近两个月来，屠羊经商，每日食羊肉甚多。正值严冬阳气内盛之时，又多食。羊肉辛温大补之品，必助阳消阴，火旺而阴虚，火热上炎，哪有不咽痛之理？望其咽部充血明显，双扁桃体Ⅱ度肿大，舌尖红、苔薄微黄，脉细数。证属火热内郁，上炎伤阴。治宜滋阴降火，并嘱停食羊肉。以百合固金汤加减：百合15克，生地黄20克，麦冬12克，玄参15克，桔梗6克，当归12克，赤芍12克，甘草6克。服上药5剂，咽痛、咳嗽全消。可见冬季体内阳盛之时又多食温热更助其阳热，故以养阴降火取效。

【体会】

1. 春夏治疗阳热证而应用寒凉药时要防伤阳，秋冬治疗阴寒证而应用温热药时要防伤阴。可根据具体情况采用"冬月宜加苦寒之药""夏月宜加辛热之药"的方法（见《本草纲目·卷一》），以防春夏阳之不足及秋冬阴之不足。

2. 春夏养阳、秋冬养阴是否和有人所说的"夏不用麻黄、冬不用石膏"相矛盾呢？所谓"夏不用麻黄、冬不用石膏"，并非说夏天绝对不用麻黄，冬天绝对不用石膏，而是说夏天用麻黄、冬天用石膏要慎重，因为夏季腠理开泄、汗出较多，要防麻黄辛散发表更致汗出伤阳；冬季多外感风寒，要防石膏寒凉郁闭肌腠。所以前者言其顺应四时养生之大法，后者为冬夏治疗外感病用药的一般常识，其意并非一辙。

3. 要注意素体阴盛阳虚及素体阴虚阳盛的不同体质，前者以护阴益阳为主，后者则以护阴清阳为主。即要重视素体阴阳偏衰偏盛的不同，以便正确治疗及养护。

4. 春夏慎用苦寒药以防伤阳致阳虚更甚，秋冬慎用温热药以防助阳伤阴。春夏季并非人人皆阳虚，秋冬季也并非人人皆阴虚阳盛，如有阳虚阴盛或阴虚阳盛时，尚要分辨是哪脏腑虚哪脏腑实，还要"察色按脉先别阴阳"。

综上所述，"春夏养阳、秋冬养阴"的养生观，不论对人体的生理、病理，还是治疗养生，都有一定的指导意义。古人这种"从阴阳则生、逆之则乱""不治已病治未病"的思想，正逐步被现代科学研究证实其具有科学性。

三十、心阴虚辨为心血虚、心血虚辨为心阴虚之误

心阴虚、心血虚或者心阴血俱虚是临床中经常遇到的不同病理表现，有人说：心阴虚即包括心血虚在内；还有人说：心血虚包括心阴虚与心血虚两种，这种概念不清会给辩证治疗带来不少的麻烦。需要正确认识两者的不同。

（一）生理特征

心阴与心血皆属于阴，此为广义之阴，这是二者的属性。单独说心阴是狭义之阴，是指其功能，所以称心阴、心血，是指二者各自的生理功能。心阴可濡养心脏及全身血管、以及辅助心血、心气、心阳共同育养心神和运送血脉的作用，所以心阴与心血有相同处，又有不同处。由此看来，狭义的心阴就不能包括心血在内了。笔者认为，我们在临床工作中只能讲狭义之阴，根本不讲广义之心阴，也就是心阴即是心阴，心血即是心血，没有二者包括在一起的说法，绝不可能混为一谈，只有这样才能将二者的概念搞清。

（二）病理特征

明确了心阴与心血各自的不同后，心阴虚、心血虚的病理表现也就容易确定了。心阴虚主要是协助心血、心气供养心神的功能失常，心血虚主要是充斥血脉、濡养心脏和血脉的血液不足。二者多因劳神过度、失血过多、后天失养等方面所致。心血虚的症状表现：心悸不安、健忘、少寐、多梦、面色萎黄、爪甲鲜白或凹陷不平，脉细缓无力，多出现在冠心病、肺心病、各种心肌病及各种贫血而兼有心脏病者。心阴虚的症状表现：除含有心血虚的症状外，主要是虚热症状明显，如手足心热、面部潮红、烦躁不安、口干咽

燥、舌红少津、大便干、脉细数等，多出现在先心病、高心病、心动过速及各种早搏病中。

（三）常用方药举例

补心阴方剂：天王补心丹（《摄生秘剖》），柏子养心丸（《本仁汇编》）。

补心阴常用药物：百合、生地、麦冬、龟甲、酸枣仁、柏子仁、女贞子、枸杞子等。

补心血常用方剂：养心汤（《证治准绳》）。

补心血常用药物：当归、熟地、白芍、阿胶、龙眼肉、桑葚、首乌藤等。

病案1：

王某某，女，34岁，山东省德州市 百货大楼职工，2010年7月10日就诊。

心悸一年余，近10天加重。

诊时：心悸不安阵作，活动后加剧，周身无力，少寐，多梦，时有头晕头痛，饮食一般，月经一直先期（提前8~13天），每次行经8天左右、血量多。末次月经6月20日，大便干，2~3天一次，舌质正常，苔薄白，脉沉缓无力。

病机： 心血亏虚，心神失养。

治则： 益心血养心神。

处方： 当归30克，川芎15克，白芍20克，熟地30克，酸枣仁20克，柏子仁20克，太子参15克，远志10克，五味子10克，阿胶12克，煅牡蛎30克，煅龙骨30克。

水煎2次，日2次服，6剂。

2010年7月17日：药后心悸明显减轻，入寐已安，仍以前方继服10剂。

2010年8月2日：药后各症消除，人参归脾丸善后，3盒。

按： 患者虽为壮年，但每次月经先期，且出血量多而致血虚，因心主血脉，心血虚，心神失养，故导致心悸不安、少寐多梦。方用四物汤配阿胶养心血，枣仁、五味子、柏子仁养心安神，龙骨、牡蛎镇心安神，太子参补脾土，脾气得健，促进统血功能，以使经期正常，这样心血得充，心神得养，则神安病愈。

病案2：

谢某，女，43岁，河北省秦皇岛市美容师，2008年10月10日就诊。

少寐腰痛半年，近月来加剧，可能是因劳累所致，服用中成药未效。

诊时述说现每日只能入寐1~2小时，时有心烦心悸不安，头晕头痛，腰痛，双手心热，口干渴，饮水多。月经先后无定期，本次有40天未至，大便干，3~4日一次，舌质色正苔薄白，脉沉细弦。

病机：心肾阴虚，脑神失养。

治则：滋补心肾，清脑安神。

处方：柏子仁20克，麦冬15克，当归15克，川芎15克，生地30克，香附15克，枸杞子20克，山萸肉20克，酸枣仁20克，山药20克，续断20克，桑寄生20克，火麻仁15克。

水煎2次，日2次服，10剂。

2008年10月22日：患者来电话说，现每日能入睡5个小时左右，其他感觉良好，大便2日一次。

2008年11月15日：患者来电话说连服上药1个月，各方面情况良好，已能正常入睡。

按：该患者证在心肾，因虚热证存在，故而诊为心肾阴虚。方用补心阴的麦冬、生地、当归、川芎、柏子仁，益肾阴的枸杞子、山药、山萸肉，再以枣仁养心安神，补肾气的续断、桑寄生，使心肾阴得充，心神得养而能入寐。

【体会】

1. 心阴就是心阴，心血就是心血，其生理功能完全不同，故心阴虚与心血虚也有完全不相同的病理特征，二者不可混为一谈。

2. 临床所见，心阴虚、心血虚单独出现的情况不多，可能会二者同时出现，但多数与心气虚相兼，出现心气阴两虚证或者心气血两虚证，或与心阳虚相兼，或和血瘀相兼，和痰火相兼等。

3. 治疗心阴虚时，在滋补心阴的大队药中适当加用温阳药，这样一可防甘凉滋腻伤脾气，二来取到了阳中求阴的作用。

4. 心阴虚和心血虚多会波及肝肾而形成心肝血虚或者心肾阴虚，所以治疗的同时，治肝肾助先天也非常重要。

三十一、肾阴虚辨为肾精虚、肾精虚辨为肾阴虚之误

肾阴与肾精从阴阳属性方面讲，二者同属于阴；从生理方面讲，二者同属肾中先天之源，又有各自的特点。所以从理论方面对其正确认识十分必要，如此才能更好的指导临床实践。

（一）肾阴虚

1. 肾阴的生理病理：肾为先天，肾阴起到滋润五脏六腑、毛皮肌肉、四肢百骸的重要作用，称为肾中元阴。肾阴亏虚时，除本脏缺少濡养外，还会波及全身其他脏腑组织，使之失去濡养，形成肝肾阴虚、心肾阴虚、肺肾阴虚等导致很多疾病，其症状表现有腰膝酸痛、头痛头晕、耳鸣等。一般肾虚症状其次就是肾阴虚的特征症状，如双目干涩，夜间盗汗，手足心热，面部或全身潮热，舌质红，脉细或细数。

2. 肾阴虚的治疗：肾阴虚可见于内、外、妇科的多种疾病之中，滋补肾阴是临床常用的治疗方法之一，常用方剂如六味地黄汤、杞菊地黄丸之类，常用药物如枸杞、山萸肉、山药、熟地、女贞子、鳖甲、龟板等。

病案1：

张某某，51岁，2012年2月16日就诊。

少寐3年，近日加重。3年来每日难以入寐，经常需服用安定片才可入睡3个小时，否则彻夜不能眠，即便入睡也是多梦，伴有腰痛，时时头晕，耳鸣，双手心夜里灼热，食欲尚可，二便正常，舌质边有3个溃疡点，苔薄白，脉沉细。

病机： 肾阴亏虚，水不济火，心神失养。

治则： 补肾水，益心火，安心神。

处方： 山萸肉20克，山药20克，熟地30克，泽泻15克，女贞子20克，当归12克，川芎12克，枣仁20克，莲子肉20克，远志10克，枸杞20克，夜交藤30克。

水煎2次，日2次服，7剂。

2012年2月23日：药后能入寐3个小时，舌边溃疡仍在，他症均有减轻。上方加地黄30克，龟胶12克。

2012年3月10日：药后入睡已达5~6个小时，舌边溃疡消失，其他症状明显减轻，以六味地黄丸5盒。

按： 少寐本为心之症，可患者除少寐外，还有头晕、耳鸣、手足心热等肾阴虚证，肾水不能上济心火，心火失养，神智失常即致少寐，所以肾阴得充，心火得降，心神得安，故少寐即愈。

（二）肾精虚

1.肾精的生理病理：肾精自古以来即作为保障男女生殖功能的基本物质，并曰藏于命门，《难经·三十九难》说："命门者，诸精神之所舍也，男子以藏精，女子以系胞，其气与肾通。"后世又将肾精称之为精室，《景岳全书》中即将肾精列为男女生殖功能的重要组成部分，认为男女皆有胞，并说："胞者，子宫是也，此男女藏精之所，皆得称之为子宫，惟女子于此能受孕，因名曰胞。"肾精除能濡养全身各脏腑组织外，主要对全身骨骼和大脑的生长发育，以男、女生殖系统的充养起到极其重要的作用。其症状除腰膝酸痛、头晕头痛、耳鸣、两目干涩、手心热等一般的肾阴虚症状外，还有肾精虚的特有症状：牙齿松动隐痛或脱落，头发干枯或脱落，手足爪甲凹陷卷曲变色，四肢无力，记忆力下降，视力下降等。如此看来，肾精虚包括肾阴虚的症状在内。

2.肾精虚的治疗：肾精虚常用方剂如虎潜丸、五子衍宗丸、左归丸、右归丸、大补阴丸等，常用药物如龟甲、鳖甲、紫河车、肉苁蓉、菟丝子、沙苑子、鹿茸、海狗肾、锁阳、黑芝麻、桑葚、黄精、何首乌等。

病案2:

丛某某，女，48岁，内蒙通辽市人，2018年1月23日就诊。

四年前甲状腺乳头状癌手术，近期检查未发现有转移。

刻诊：月经先期，近年经常提前10天左右，行经第一天腹痛剧烈，致第二天，有血块，血量少，伴有乳房胀痛、头晕头痛、耳鸣、腰膝酸痛严重、手足凉、视物模糊、周身无力、二便正常、舌苔薄白、脉沉细无力，末次月经2017年12月30日。

病机：肾精亏虚，胞宫失养，寒滞经脉。

治宜：温补肾精。

处方：炒山药20克，芋肉20克，云苓15克，熟地30克，肉苁蓉15克，菟丝子20克，龟板30克，黄精15克，桑葚15克，何首乌15克，当归12克，川芎12克，炒白芍15克。

水煎服，30剂。

2018年7月10日：时隔半年，患者来诊说，1月份服完30剂药后各方面情况非常好，近半年来未服任何中西药物，月经周期也正常，昨天月经来潮腹痛又一次发生，痛较重，仍有血块，可能与吃凉西瓜有关。舌苔薄白、脉沉细。仍以前方加生姜15克，15剂，水煎服。

【体会】

1. 肾阴与肾精二者同性质异，无论生理与病理，二者却紧密相连。肾精虚包括肾阴虚在其中，单独的肾阴虚则不包括肾精虚在内。

2. 肾阴虚与肾精虚经常同时存在而致病，单纯肾阴虚可单补肾阴，而肾精虚则要阴、精同时益补。

3. 肾阴虚和肾精虚往往影响及肝而成肝肾阴虚，所以见此既要补肝肾之阴又要补肝血，因精血同源，补血即补精。

4. 很多慢性病所见的肾精虚不可忘记补后天，尤其是对兼有脾虚者，更要采补后天而益先天之治。

5. 治疗肾阴虚或肾精虚，应用滋补阴精药时，要防滋腻伤脾胃，还要防寒凉伤及阳气。

6. 肾阴虚或肾精虚又兼有寒湿或湿热时，滋补肾阴或肾精时要注意其助湿腻脾之弊。

7. 在补肾阴或补肾精的同时，可加用少量补肾阳药。笔者在补肾阴或肾精的处方中，常少加补骨脂或肉苁蓉等药，以求阳中补阴。

三十二、辨证不认真，将有症误为无症

我们在临床上经常遇到高血压、脂肪肝、乙肝病毒携带者、不育、不孕等患者。问诊时，有的患者说："我现在没有任何症状。"在这种情况下，有的医生会认为在无症可辨的情况下，可以西医诊断、中医治疗。笔者认为，这不是无症可辨，而是没有深入细致地进行四诊诊查。欲取得好的治疗效果，必须要有正确的辨证结果，所以要按照望、闻、问、切四诊的方法去认真辨证。《灵枢·外揣第四十五》中说："夫日月之明，不失其影；水镜之案，不失其形。"这种形容方法，说明了当我们人体的生理机能转变成某种疾病时，不正像日月之光，会有它的影子，镜子能照出物体的样子来吗？这与"有诸病于内，必形于外"是一个道理，所以我们对任何一种疾病，都要应用四诊的方法认真探寻病的"影子"，这也正是《灵枢·本藏第四十七》中说的："黄帝曰：'厚薄美恶皆有形，愿闻其所病'。岐伯答曰："视其外应，以知其内藏，则知所病矣。"以下举几个案例来说明某些病的"无证可辨"。

病案1：

王某某，女，47岁，北京市东城区某大公司董事长，2018年1月20日就诊。

两个月前B超检查：中度脂肪肝。听说脂肪肝严重会导致肝硬化，心情高度紧张，故来治疗。问及有什么自感症状，患者说一切正常，饮食、睡眠、二便、月经皆正常，舌质正常，舌苔薄白，脉缓有力。问及阴道分泌物是否多，她才说分泌物时多时少，前两个月较多，色白黏稠。

病机：湿浊内蕴，阻滞肝脏。

治则： 疏肝化湿。

处方： 泽泻20克，猪苓20克，炒白术20克，云苓15克，桂枝10克，炒山药30克，香附15克，佛手15克，郁金12克，车前子20克，苍术20克，党参12克，柴胡12克，陈皮12克。

水煎服，14剂。

按： 脂肪肝是属于内科病，问诊时，所有的内科症状全无，我们不可以问一问妇科方面的症状吗？白带多和脂肪肝结合起来就有了辨证的依据，诊为湿浊内阻。古代的中医没有划分内科、妇科、外科、儿科等，不管哪科全在问诊的范围以内，我们为什么让这不同的科来框住呢？请记住中医的《十问歌》吧："一问寒热二问汗，三问头身四问便，五问饮食六问胸，七聋八渴俱当辨，九问旧病十问阴，再将诊疗经过参，个人家族当问遍，妇女经带病胎产，小儿传染接种史，痧痘惊疳嗜食偏。"

病案2：

王某某，女，29岁，山东省夏津县工人，2019年4月1日就诊。

婚后14个月未孕，月经13岁来潮，周期30～35天，4~5天，血色、质正常，妇科检查示阴道、宫颈、子宫、输卵管均正常，无优质卵泡（男方精液检查正常），无任何自觉症状，饮食、睡眠、二便均正常，末次月经3月23日，舌质正常，苔薄白，脉缓有力。问及二人的性生活可知道，夫妻二人的性欲要求都很高，每1~2天性生活一次，有时一天可两次。

病机： 肾精亏虚，胞宫失养。

治则： 补益肾精，充养胞宫。

处方： 当归12克，川芎12克，炒白芍15克，熟地30克，黄精15克，桑葚15克，龟板20克，菟丝子20克，何首乌15克，灵芝15克，肉苁蓉15克。

水煎服，14剂。

并嘱其节制性生活。

按： 简单地问及妇科或内科症状，对生活方面的问题如果不注意询问，容易造成无症可辨。性生活过多，男方伤肾，女方同样也会伤及，所以这就造成了肾精亏虚。性生活过多伤及肾，这虽然不是一个症状，但也是一种不可忽视的病因，同样对辨证起到重要的作用。

病案3：

仇某，男，55岁，北京市工人，2018年6月22日就诊。

患者就诊时说是乙型肝炎患者，想用中药调治。看过他带来的所有各项验出结果，只是乙肝病毒大三阳，肝功正常，B超示肝、胆、脾、胰腺均正常。问诊说全身无任何难受的症状，饮食正常，睡眠正常，二便正常，舌质正常，舌苔薄白，脉缓有力。最后我问他有没有口干口苦，诉近几天没有，两年以来口干口苦常会出现，有时会口干口苦连续6天。这一症状给我们提供了辨证的依据。

病机： 肝胆湿热。

治则： 清化肝胆湿热。

处方： 香附15克，八月札15克，虎杖15克，半枝莲30克，炒枳壳12克，垂盆草15克，丹参30克，赤芍15克，川楝子12克，泽泻15克，猪苓15克。

水煎服，30剂。

按： 笔者在五十几年的临床工作中，凡是肝胆病或是乙型肝炎、丙型肝炎或是乙肝病毒携带者，可以说70%的患者有口干口苦的这一症状。这微小之症，若没有引起患者的注意，有时也不会引起医者的注意。由此可见，认真的问诊是我们进行辨证论治的第一关，是非常必要的。

病案4：

唐某某，男，50岁，河北省唐山市公务员。2018年3月12日就诊。

患者来京开会，顺便来医院就诊。高血压三年，低时血压145/90 mmHg，高时155/95 mmHg，西药降压药时服时不服，想用中药调治。问其症状表现，他说没有头痛头晕、耳鸣、失眠等一切不适症状，饮食正常，二便正常，舌质正常，舌苔薄白，脉缓有力。最后问他有没有双眼干涩的感觉，他才说双眼干涩的感觉不但有，还很严重，尤其到晚上两眼干，还有时胀痛，这给我们辨证提供了有利的证据。

病机： 肝阴亏火旺。

治则： 补肝肾明目。

处方： 菊花15克，枸杞20克，芋肉20克，炒山药20克，熟地30克，女贞子20克，龟板30克，泽泻12克，丹皮10克，云苓15克，丹参20克，牛膝15克。

水煎服，7剂。

按： 本患者来医院治疗高血压，没有一个内科方面的症状，问及才知道有眼睛干涩。患者没有注意说出这一眼科方面的症状，而医者往往注意的是高血压常常出现的头痛头晕、耳鸣等，所以常被误认为是无症可辨。

病案5：

孔某，女，45岁，山东德州市公务员，2019年3月28日就诊。

双乳腺增生，没有乳房胀痛及其他症状，月经周期正常，色、质、量均正常，舌质正常，舌苔薄白。这样看来只知道双侧乳腺增生，无任何症状，看似无症可辨，可认真地诊脉以后，双脉均见沉细而弦数，这明显的病脉，就成了重要的辨证依据。

病机： 肝阴虚火旺。

治则： 养肝清肝火，活络通经。

处方： 柴胡12克，炒白芍15克，当归15克，川芎15克，生地30克，丹皮10克，丹参20克，郁金12克，穿山甲6克，赤芍12克，香附15克，佛手12克。

水煎服，17剂。

按： 脉诊是中医辨证中的重要方法。本例患者，脉细沉弦数，不正是阴虚火旺之脉吗?

　　【体会】以上5个病案说明,临床上很多时候不是无症可辨,而是不认真地去进行四诊探找其症。可以说,任何一种病证,都是有外在表现的,这就是:"有诸内者,必形诸外。"

三十三、中医脉诊之误

脉诊学说，如今也是我们中医望、闻、问、切之中的重要诊断方法之一。现今却出现了两种必须让我们认真对待和探讨的现象，有的人认为脉诊这心中了了、指下难明的东西并不重要，可有可无，可用可不用。还有一种多出现在基层医疗单位，为数极少的中医切脉时不让患者开口说病情，根本没有问诊、闻诊，声称："病人不用开口，便知所有病情。"这种对脉诊的片面认识，不论是可有可无还是单以脉象诊病，皆是失去了脉诊的真正意义，根本没有将脉诊纳入到四诊之中去，又怎么能以提高中医的诊疗效果呢？所以将脉诊淡漠化或是神秘化皆是不可取的。

从历代有关脉诊方面的著述来看，古代医家对脉诊很重视。早在南朝，宋史学家范晔在《后汉书·王符传》中说："凡诊病者，必知脉之虚实。"相传的《黄帝脉诀》《黄帝脉经》《扁鹊脉经》皆是秦汉以前有关脉诊方面的著作，后来称之谓三世医书之一的《素女脉诀》也是非常详细的脉诊方面专著，可惜这些医著早已亡失。后汉时的司马迁曾说："至今言脉者，由扁鹊也。"两汉以前脉诊方面的论著，除扁鹊的脉法以外，《内经》《难经》中的脉诊内容更加丰富。《素问·五藏别论》中认为气口"独为五藏主"，又有"气口减寸，以决死生"的论述。《难经》中还提出了"独取寸口，以决五藏死生吉凶之法"。再如《素问·玉机真藏论》和《素问·平人气象论》中皆详细论述了五脏平脉及不同季节所出现的不同脉象，还有各种真藏脉的具体形象，"脉小弱以涩，谓之久病，脉滑浮而疾者，谓之新病""妇人手太阴脉，脉动甚者，妊子也"等不同的论述。《素问·阴阳别论》对妊娠脉的论述"阴搏阳别，谓之有子"。《内经》中关于各种脉象列有：缓、急、大、小、滑、涩、浮、沉、迟、数、疾、长、短、洪、细、虚、实、代、散、弱、弦、紧、革、坚等20种脉象。关于脉诊的应用理论散见于《内经》《难经》中很多的篇章之中，在此不一一列举。

晋王叔和所著的《脉经》是我国第一部脉诊专著。全书共10卷，97篇，是集汉以前脉学之大成，其内容结合选取了《内经》《太素》《难经》《甲乙经》《千金要方》以及张仲景等有关脉学方面的论述，又联系自己的实际经验以阐明脉理，并分述了阴阳表里、三部九候、人迎、神门、气口、二十四种脉、十二经、奇经八脉以及伤寒、热病、杂病、妇儿病的脉证治疗。全书的理论性概括，使脉学得以系统化、完整化，更重要的是对书中所列的24种脉象的阐述和寸关尺三部的定位诊断，对后世脉诊的发展产生了较大的影响。

后来在很多不同的医学著作中都有专门描述脉诊的篇章，如唐代孙思邈《千金方》中有诊五脏脉轻重法、平寸口脉主对法等五法。明朝张景岳在《景岳全书·脉神章（中）》中强调了脉诊的重要性："脉者，血气之神，邪正之鉴也。有诸中，必形诸外，故血气盛者脉必盛，血气衰者脉必衰，无病者脉必正，有病者脉必垂。"南宋陈言所著《三因极一病证方论》中有24脉主病，内容极其丰富。金元四大家中的李东垣《东垣十书》中论述的"三部所主藏府病论"，朱丹溪所著《丹溪心法》中的"能合色脉可以万全""诊脉杂说"等等，皆在脉诊方面有自己的见解。明朝李时珍著《濒湖脉学》，对后世影响极大，尤其是27种脉的七言诀，至今仍被不少中医工作者熟记在心。

以下引《医林典故》（山东科技出版社，1987年）一文，说明脉诊可以决生死。

王继先脉诀宫教

【原文】绍兴[1]王继先[2]号王医师，驰名一时，继而得罪，押往福州居住。族叔祖宫教时赴长沙倅[3]，素识其人，适邂逅[4]旅舍，小酌以慰劳之，因求察脉，久王忽愀然[5]曰："某受知久，不敢不告：脉证颇异，所谓脉病人不病者，其应当在十日之内。宜亟返辙辕[6]，尚可及也。"因泣以别。时宫教康强无疾，疑其为妄，然素信其术，于是即日回辕。仅至家数日而殂[7]，亦可谓异矣。

（选自宋代周密《齐东野语》）

[1]绍兴：宋高宗赵构的年号，1131年—1162年，年号绍兴。

[2]王继先（?—1181）：开封人，宋代医官，曾任昭庆军承宣使，后罢官贬福州。其门人张孝直于绍兴二十九年校订《经史证类备急本草》22卷。竟以校正官名书于

[3]赴长沙倅（cuǐ）：去长沙任副职倅，副职。

[4]邂逅：不期而遇。

[5]愀（qiǎo）然：面容色变之意。

[6]亟返辙辕：急忙乘车而回。

[7]殂（cú）：死亡。

【释义】南宋绍兴年间，医师王继先名扬一时，后来触犯国法，押送福州定居。周密的祖辈宫教，这时正去湖南长沙任职，他平日熟识王医师，二人不约而遇于途中旅社，于是备酒谈心互相问候，宫教趁此机会，要求王医师给予诊脉，王医师诊着脉面色突然一变，便说："我得到你的知遇已久，不得不实告：你的脉象很不正常，即古人所说，脉病人不病者，其应当在十日之内发病而亡，你虽然没有不适的感觉，但恐怕十日之内就很危险。你应当赶快驳马乘车而回，还可能回到家中。"于是宫教抽泣着向王医师告别。当时宫教的身体非常健康，便怀疑王医师说话荒谬，但平日又很相信王医师医术高明，因而当天就乘车回家。宫教回到家不几天果然

死亡。王医师的高超医术，怎能不使人感到神奇呢?

按： 本文主要描述医师王继先切脉之神验，他根据"脉病人不病者死"的道理，敢断生死之期，这对那些"相对斯须，便处汤药"及"动数发息，不满五十"的医生来说，有现实的教育意义。

三十四、误认为五行无应用价值

有人误认为五行对中医临床无应用价值，还有个别人认为五行学说没有科学性。持此观点的人，他根本没有认真学习五行学说，更别说去研究领会其实质。

早在公元前5世纪的《尚书》就从哲学角度对五行做了抽象的概括，说："五行，一曰水、二曰火、三曰木、四曰金、五曰土。"这五种物质抽象出来，上升为哲学概念，形成了五行学说，用于解释宇宙间万物发生、发展、变化及相互关系，它既是中国古代朴素的唯物辩证方法论，又是一种原始而质朴的系统论。五行学说在中医学方面的应用，主要在于它们之间的生克、制化、胜复、乘侮和母子相及关系。这里将本人在此方面的点滴应用和典型案例列下，以示五行学说在中医临床方面的价值。另外，摘录了一个医学小典故，说明古人在此方面的应用。

根据五行学说的生克规律，生我者为母，我生者为子，"母能令子虚""子能令母实"。虚者补其母，就是对某一脏的虚证，采取补其母脏、母经或母穴的方法治疗。实者泻其子，就是对某一脏的实证，采取泻其子脏、子经或子穴的方法治疗。后世将此理论广泛应用在内、外、妇、儿各科的治疗当中，起到了有效的指导作用。此将常用的方法简述于下。

（一）肺金虚弱可补其母脏脾土，也叫培土生金法

肺金虚可出现咳嗽、气喘、言语低微、周身无力、时常感冒、吐痰。如属肺气虚，则出现自汗、四肢不温、舌质淡、脉沉缓无力，以补脾土生肺金为治，方可用香砂六君子汤。如属肺阴虚，则出现盗汗，手足心热，舌红脉细数，也可补脾土以生肺金，药用太

子参、百合、山药、莲子、白术等。再如经常感冒的肺卫气虚证，我们常用的玉屏风散，即是以大剂量的白术健脾气补肺卫而取效，以预防感冒。

病案1：

龚某某，女，56岁，山东省德州市退休公务员，2010年6月29日就诊。

咳喘月余，经常感冒，遇冷风即会鼻流涕，近又咳喘月余。

诊时：阵阵咳嗽，喉中痰鸣，吐痰量少色白，活动后咳嗽气喘加剧，则自汗出，口干舌燥，手足心热，食欲可，但时有胃胀，周身无力，二便正常，舌尖红苔薄白，脉沉细迟。

病机： 肺气阴两亏。

治则： 补脾土以生肺金。

处方： 太子参15克，山药20克，白术15克，莲子肉20克，茯苓15克，五味子10克，诃子12克，炙甘草10克，花粉15克，枳壳12克，陈皮5克，菟丝子20克。

水煎2次，每日服2次，6剂。

2010年7月7日：药后各症减轻，仍以前方6剂。

2010年9月某日：患者遇到我说："您开的药共服了35剂，咳喘完全消失，几年的汗出也没了，至今再未感冒。"

按： 咳喘本系肺脏病，辨证为肺气阴两虚，方以四君子汤补脾土之气，山药、莲子肉、花粉配合太子参助脾阴，五味子、诃子酸敛以助补气阴，这样诸药相合脾土充健，以养于肺，肺气正常则咳喘自平。

（二）肾水虚弱可补母脏肺金，也叫金水相生法

肾水亏虚多出现腰背痛，双膝酸痛，头痛头晕，耳鸣，女子月经不调，男子性功能低下。如属肾阴虚，可见手足心热、盗汗、双目干涩、舌红脉细数，可以补其母脏肺金，多用百合、太子参、五味子等。如属肾阳虚，可见手足冷、畏寒、舌淡、周身浮肿、脉

沉缓，可选用紫河车、冬虫夏草、胡桃肉、蛤蚧等。笔者治疗肾气虚而不纳气的哮喘，多用五味子、山药、太子参补肺以助肾纳气平喘。

（三）肝木虚弱可补其母脏肾水，也叫滋水涵木法

肝木虚可出现头晕、头痛、周身无力/双目胀痛/两胁胀满或痛，双下肢无力等症。如属肝阴虚，又可见双目干涩，手足心热，舌红，盗汗潮热，脉细数。如肝气虚多出现四肢畏寒、气短、舌质淡白、脉沉缓无力等症。肝虚常用补肾水的方剂，如肝阴虚者可用六味地黄丸，肝气虚者可用金匮肾气丸，起到肝肾同补的作用。笔者治疗慢性肝炎、肝硬化属肝阴虚者，常用鳖甲、龟甲、枸杞子、萸肉益肾柔肝为治。

（四）心火虚弱可补其母脏肝木，也叫濡木生火法

心火虚弱，多见心悸气短，胸痹心痛，失寐，懒言无力，自汗出。如心阴虚可见手足心热、盗汗、两颧发红，舌红少苔，脉细数，可选用补肝阴的麦味地黄汤。如心阳虚，多见手足畏寒，自汗出，气短明显，舌质淡白，脉沉缓无力，可选用补肝阳的右归丸、右归饮加减。笔者常应用该方法治疗胸痹所致的胸闷、胸痛、气短等症，在以上方剂的基础上加用枳壳、丹参、川芎等皆能取效。

病案2：

常某，女，40岁，北京市某商场职工，2012年5月20日就诊。

少寐月余，可能因工作劳累而致少寐，服中成药未效。诊时少寐，每晚最多能入睡4个小时，并且梦多，时有心悸不安，如遇人多则烦躁，食欲可，月经周期正常，大便干，2~3天一次，小便正常，舌苔薄白，脉细。

病机： 心阴亏虚，心神失养。

治则： 柔养肝阴，以安心神。

处方： 生地30克，山药20克，莲子肉20克，萸肉20克，泽泻10克，丹皮10克，茯苓15克，五味子10克，麦冬12克，枣仁20克，远

志10克，柏子仁12克。

水煎2次，每日2次服，7剂。

2012年5月28日　药后心悸不安有减，他症如前，再以前方加煅龙骨30克，7剂。

2012年6月7日　药后各症均减，能入寐6个小时，再以前方7剂。

2012年6月15日　药后入寐已达7个小时，各症已基本消除，再以前方7剂，服后再服用六味地黄丸5盒以善后。

按： 方以麦味地黄汤主补肝肾之阴，母脏肝阴充则子脏心得养，故心安寐好而病愈。

（五）脾土虚弱，可补其母脏心火，也叫益火补土法

脾土虚弱常出现不欲饮食，胃脘胀满，四肢无力。偏于脾阳虚则见四肢不温、大便稀薄、四肢浮肿、舌质淡白、脉沉迟缓，可选用补心火的举元煎。如属脾气虚者，可选用甘麦大枣汤加生姜、云茯苓、人参之类。

病案3： 引常振声医案

王某，男，51岁，1988年3月7日初诊。

患者心悸胸闷40余天。于病前一周曾患感冒，服中西药物两天后症状缓解，但自感心悸胸闷，继则乏力多汗。市某医院做心电图示：窦性心律不齐、频发性室性早搏。血沉30mm/h。诊为"病毒性心肌炎"，收住院治疗32天，症状有所缓解，血沉恢复正常，但心电图仍示早搏，求治于吾。诸症如前，舌淡苔薄白，脉结代。

病机： 心气阴两虚。

治则： 益气养阴，佐以通阳宣痹。

处方： 炙甘草汤加减。黄芪30克，党参20克，白术12克，茯苓12克，生地黄15克，麦冬20克，五味子9克，薤白12克，桂枝9克，紫石英20克，丹参15克，炙甘草9克。

水煎服。

服上方5剂后，胸闷稍减，舌脉同前。继服5剂，心悸胸闷明显减轻，汗出亦减，脉仍结代，但间歇次数大减。效不更方，继服上药共38剂，诸症消失，脉搏和缓，复查心电图已恢复正常。

按：病毒性心肌炎之早搏，属中医"脉结代""心动悸"之范畴。其病机主要是外感邪毒，病久不愈，耗气伤血，气阴两虚所致。治应以益气养阴，佐以通阳。方中黄芪、党参、白术、茯苓、炙甘草健脾益气固表，生地黄、麦冬、五味子、白芍养阴生津；丹参活血化瘀，紫石英、薤白、桂枝温肾阳通心气。合之共奏益气养阴、温通心阳之功（《诊籍续焰》，青岛出版社，1992年）。

（六）心火实可泻其子脏脾土，也叫泻火清土法

如心火亢盛或心中痰火内扰，可出现胸闷胸痛、心悸少寐，或癫、狂、痫的发作，舌质红，苔黄腻，脉弦数，可根据心火及痰火的不同情况以清泻脾土，可选用礞石滚痰丸或大小承气汤或调胃承气汤类。

病案4：引孟庆树的周期性癫狂案吕某，男，18岁，1983年5月10日就诊。

失眠、头胀、话多、躁动不安已15日，某医院诊为"精神分裂症"，给予氯氮平、冬眠灵治疗一个月后，病情缓解，自知力恢复，而后每月发病1次，发病即失眠，头胀，兴奋多言，行为紊乱，多在半月内自行缓解，缓解后精神活动正常。赴某精神病医院按周期性精神病，给予谷维素、乙烯雌酚、复方炔诺酮等治疗，未能控制病情，于1984年10月12日邀余诊治。诊见患者蓬头垢面，面色黧黑，两目呆滞，哭笑无常，兴奋多言，手舞足蹈，躁动不安，自述身体如过电一样，麻木不适，头胀少寐，大便干，小便赤，舌质紫黯，脉弦涩。

病机：气滞血瘀，瘀血发狂。

治则：活血化瘀。

处方：四味达营汤。大黄10克，赤芍20克，莪术10克，三棱

10克。

水煎服，每日1剂。

连服一个月，症状已控制；继服两个月，病情缓解。后按上方配制蜜丸，每丸重10克，每日服2次，早晚分服，每次2丸，连服半年而病愈。随访三年未见复发（《诊籍续焰》，青岛出版社，1992年）。

（七）肝木盛以泻其子脏心火，也叫泻火清木法

肝木盛又可见两胁胀痛、口苦、头痛眩晕、双目红赤、耳鸣耳聋、舌质红、脉弦。如属肝胆湿热，可见舌苔黄腻，脘胁胀满，不欲饮食，泻其心火，可选用导赤散、清心莲子饮等。笔者治疗肝胆火盛的带状疱疹，多应用栀子、赤芍、莲子心清泻心火而取效（《诊籍续焰》，青岛出版社，1992年）。

病案5：

李某某，女，80岁，山东省德州市退休医师，2008年3月20日就诊。

腰部带状疱疹20天，经多法治疗未效。

诊时：腰偏左侧手掌大小的片状疱疹，色红，灼热而痛，有时痛不得眠，时头痛头晕，口干口苦，小便黄，大便正常，舌质色红苔薄腻色黄，脉弦细。

病机： 肝胆湿热，外壅阻络（带状疱疹）。

治则： 清泻子脏心火，以除肝胆湿热。

处方： 栀子12克，黄芩12克，柴胡12克，龙胆草12克，生地30克，车前子20克，泽泻12克，木通12克，甘草10克，当归15克，赤芍12克，莲子心15克，竹叶10克。

水煎2次，2次日服，6剂。

2008年3月27日：药后疱疹未再新生，热痛有减，前方再服6剂。

2008年4月4日：药后疹平痛消，一切正常，继服6剂，隔日

1剂。

2008年4月18日：药后各症皆无，患者愿再服药巩固治疗效果，生地30克，竹叶10克，10剂，开水泡水茶饮。

按：带状疱疹，中医称"缠腰火龙"，属肝胆湿热，火盛致热痛，在清泻肝胆的同时，应用"实则泻其子"的办法，会增强疗效。所以在龙胆泻肝汤的基础上，又配合生地、木通、甘草、竹叶，名导赤散以清泻心火，这样子脏泻而母脏清，所以疱疹会消。

（七）肾水泛滥，可泻子脏肝木，也叫泻木利水法

如肾水泛滥，致周身或双下肢浮肿，小便短少，大便干结，头痛耳鸣，脉弦，舌苔薄白，可泻其子脏肝木，常用逍遥散或龙胆泻肝汤。

病案6：

李某，女，45岁，1982年3月12日初诊。

患者3个月来全身浮肿，以四肢为甚，按之凹陷。曾多次查尿常规、心电图未见异常。经用西药利尿剂及中药健脾利水剂，浮肿减轻，但停药后复肿如初，伴胸胁胀满，嗳气时作，四肢乏力，纳呆，小便量少。检查病人，全身浮肿，以双下肢为甚，按之凹陷，舌质红，苔薄白，脉弦滑。追其发病原因，每遇情志不舒则病情加重。

病机：证属肝郁脾虚，健运失常。

治则：疏肝解郁，健脾祛湿，利水消肿。

处方：仿逍遥散加减。柴胡9克，生白芍18克，当归12克，炒白芍12克，茯苓30克，薏苡仁30克，泽泻12克，川楝子12克，香附9克，薄荷6克，甘草6克，大枣7枚。

水煎2次，日两次分服。

服药3剂，浮肿明显减轻，小便次数增多，胸胁胀满减轻，食欲增强。效不更方，继进5剂，水肿消失，仅感乏力。给予逍遥丸、健脾丸以善其后（《诊籍续焰》，青岛出版社，1992年）。

按：水肿一症，历代医家多从肺、脾、肾三脏加以调治，殊不知其与肝的关系亦极为密切。本案患者虽脾虚症状较为突出，究其原因，实为肝气郁结而致脾运失常引起，故用西药利尿剂及中药健脾利水法收效不佳。余据其脉证，诊为肝郁脾虚、运化失常，方选逍遥散加减，收到了满意的疗效，体现了木能疏土、气能行水之旨。

（八）脾土亢盛，可泻子脏肺金，也叫宣肺清土法

脾土亢盛多为脾湿过盛，或湿热内蕴，可出现胃脘胀满、不欲饮食、大便秘结、口苦口干、口中无味、舌苔腻或黄腻、脉滑数，可泻其子脏肺金，常用泻白散。笔者治疗脾湿的下肢浮肿，常应用小剂量的麻黄、桔梗开宣肺气以利脾湿。

（九）肺金亢盛，可泻其子脏肾水，也叫清水抑金法

肺金亢盛可出现咳嗽、气喘、胸部闷痛，咳痰，色黄稠黏，小便黄，大便干，舌苔黄腻，脉弦数，可用知柏地黄丸、麦味地黄丸。因肾少实证，在此实则泻其子是否牵强呢？任何事物不是绝对的，例如肺金阴虚的虚火证，同样可以六味地黄汤治疗而取效。笔者治疗肺结核或支气管扩张咯血属肺阴虚者，多以知柏地黄汤清下而取效。

【体会】"虚则补其母，实则泻其子"，确实能有效指导临床实践，但也要根据实际情况灵活应用，所以还要注意以下几个方面：

1. 治其发病脏腑如果取效不好，可以考虑在"虚则补其母，实则泻其子"的理论指导下进行治疗。

2. 应注意"虚"是否完全虚，是否有虚中夹实，虚又是哪个方面虚，是气虚、血虚、阴虚、阳虚或气血俱虚、阴阳俱虚等。所以在补其母脏时要辨证清楚，治疗实证也是如此。

3. 多脏虚及多脏实的情况，补一脏或泻一脏即不可取了。

4. "虚则补其母"也不是说子脏虚弱时，单独地去补母脏，应在补子脏的基础兼补母脏，以子脏、母脏同时进补。

5. "实则泻其子"也不是见到母脏实即单独泻子脏，可在泻子脏的同时，子脏、母脏同时泻。

以下引《医林典故》（山东科技出版社，1987年）一文，作者不详，但小文颇有趣，也说明了五行生克制化理论在中医学中的应用。

【原文】 张子颜少师[1]，晚年尝患目光闪闪然。中有白衣人如佛相者，子颜信之弥谨[2]，乃不食肉，不饮酒，然体瘦而多病矣。

一日从汪寿卿求脉，寿卿一见大惊，不复言，但投以大丸数十粒，小丸千余粒，祝曰："十日中服之当尽，却以示报。"既如期，视所见白衣人，衣变黄而光无所见矣。乃欲得肉食，又思饮酒。又明日俱无所见。觉气体异他日矣。

乃诣[3]寿卿以告，寿卿曰："吾固知矣，公脾初受病，为肺所乘；心者脾之母[4]也，公既多疑，致心气不固，自然有所睹，吾以大丸实其脾[5]，小丸补其心[6]，肺为脾之子[7]，既不能胜其母[8]，其病自愈也。"

（选自《道山清话》）

【注释】

[1]少师：官名。春秋时楚国设置，为辅导太子的官，无实职。

[2]弥谨：更加慎恭。

[3]诣：到。

[4]心者脾之母：心属火，脾属土，以五行生克而言：火能生土，故曰心为脾之母。

[5]实其脾：健强脾脏，是治其本。

[6]补其心：补益心脏，是虚则补其母。使心火旺盛而制肺，则金不乘脾。

[7]肺为脾之子：肺属金，脾属土，土能生金，故曰肺为脾之子。

[8]既不能胜其母：指肺金被心火所克，不能乘脾母土。此即

"虚则补其母，实则泻其子"之治法。即脾病，心火以制肺金，使病自愈。

【释义】张子颜少师，到了老年曾病两眼闪光，在闪中见一身穿白衣如同神佛的人，子颜迷信，于是更加恭维谨慎，从此既不吃肉也不饮酒，因而身体消瘦，百病丛生。

有一天他去求汪寿卿先生诊脉，寿卿先生一见，大惊，没再说话，就给了他数十个大药丸，千余粒小药丸，并且叮嘱说："此药十天之内必须服完，但是一定要给我回信。到了十天头上，子颜看见白衣人变成黄衣人了，于是愿吃肉食又想饮酒。又过了两天，两眼不再闪光，什么白衣人黄衣人都不见了，觉着气力充足，身体也不象以前那样弱了。

于是他到了汪寿卿先生处以实相告，汪先生说："我本来就知道，你的脾脏开始受病的时候，制约失常而肺乘虚侵袭，影响脾母心脏，以致心神不安，疑虑重重，所以出现幻想幻视。我用大丸实脾以治其本，用小丸补心是补火以制肺金，使肺子不再乘虚侮其脾母，所以你的病自然就会痊愈了。"

按：汪寿卿是精通脏腑生克制化理论的一位高明医生，虽疾病有万变，但总不离其宗，所以他根据五行生克这一理论，巧妙地治愈了这例奇症。

三十五、误认为望诊不重要

中医望闻问切四诊，其中望诊为第一诊，这第一诊在中医辨证中有非常重要的作用，即察望患者的五色、五官、舌质、舌苔等等。但是现在有不少的业内人士却对望诊没有足够的重视，有时只是望望舌苔的颜色、厚薄，根本没有望及舌质的色变，更不用说望全身的色、神等变化了。

首先我们看古人在此方面是怎么认识的。《素问·玉机真藏论》说："凡治病，察其形气色泽……形气相得，谓之可治，色泽以浮，谓之易已……形气相失，谓之难治。"《难经·六十一难》中说："经言望而知之谓之神，闻而知之谓之圣，问而知之谓之工，切脉而知谓之巧。何谓也？然：望而知之者，望见其五色，以知其病……"明朝王九达著《四诊心传》，清代林之翰著《四诊抉微》，皆对望诊做了详细的描述。现代王桂茂主编的《中医望诊一学就会》，江宏撰的《望诊遵经》，董毅峰著的《师传望诊歌诀》，王鸿谟所著《察言观色》等等，都对中医望诊做了深入细致的描述。以下列有因望诊而造成误治的案例，以说明中医望诊的重要。

病案1：误治致吐血案

李××，男，61岁，夏津县农民，1980年4月2日就诊。

患者5年前曾患脑血管意外而左侧上下肢瘫痪。现仍言语不利，口流白色痰涎，左侧上下肢瘫而不用，并有麻木、凉感，不欲饮食，经常失眠、腰痛、大便干。闻及喉中痰鸣，时咳嗽。望其面色苍黄，形体消瘦，舌红苔腻微黄。脉弦，血压165/95 mmHg。

处方：白附子6克，桂枝10克，地龙10克，红花10克，丹参15

克，清夏10克，陈皮10克，香附12克，故纸10克，菟丝子10克。

4月3日（二诊）：患者服上药约半小时后烦躁不安，胸中如焚，随之大口吐血两次，面红口干，眩晕，心悸，脉弦数，舌红苔腻微黄，血压180/100 mmHg。经救治血止脉静，随以清化热痰之瓜蒌、胆南星、天竹黄，育阴潜阳之山药、龙骨、牡蛎，佐赤芍、丹皮以凉血。治疗月余诸症基本消除，唯患肢瘫痪如故。

按： 本案系中风后遗证，因口流白色痰涎、左上下肢有凉感、腰痛，认为系风痰郁闭经络、肾阳虚弱所致，故误投辛温之白附子、桂枝，温肾之故纸、菟丝子，通络之丹参、红花等，以致药后变证蜂起，危及生命。究其因，患者系肝胆火盛之体，初诊时即有舌红苔微黄、便干、脉弦等火热症候。望诊时根本没有注意这些热象，所以误投了温热助阳的白附子、桂枝等以致造成大口吐血。

病案2： 误治急性黄疸型肝炎案

王××，男，50岁，1974年5月住山东省夏津县苏留庄县分院内科病房。

患者以面目周身黄染5天而住院，病房诊为"急性黄疸型肝炎"，邀笔者会诊，中药治疗。自述近二十几天来不欲饮食，脘胁胀满，周身酸软无力，5天前才发觉两目、面部及周身发黄。小便黄，大便正常。望其周身明显黄染，舌苔腻。诊其脉弦，给予清热化湿、泻火解毒药治疗。

处方： 茵陈30克，大黄12克，栀子12克，赤芍12g，大青叶5g，柴胡12g，香附15g（原方剂量为钱）。

服药一剂后，胃脘部痛胀，呕吐3次，大便3次。次日又服第二剂，药后胃脘部痛胀难忍，呕吐频繁，身无力不能下床。因患者服药后痛苦异常，故令人前来述及药后情况。笔者随赴病房，经第二次诊察，细观其身目黄染并不鲜明如橘皮色，而呈灰黄色，舌苔虽腻但不黄而滑润，并舌质胖而色淡。不属阳黄而属阴黄，又拟温化寒湿、疏肝健脾之剂。

处方： 白术15克，附子10克，干姜10克，陈皮12克，云苓12克，柴胡10克，香附12克（原方为钱）。

以此方化裁连服25剂。

全身黄染消失，饮食正常，诸症消失，出院回家善后治疗。

按： 本案是因望诊错误导致的误治案，简单一看全身黄染即误认为是湿热所致。但这黄色并非是黄色鲜明如橘皮，而是呈灰黄色，舌苔腻而不黄而滑润，这不是明显的阴黄证吗？应用清热化湿剂，肯定会致病情加重。以上两个误治案，皆是笔者早年时因望诊中的疏忽而导致的误诊。

以下引《医林典故》（山东科技出版社，1987年）一文。

嘉言奇治

【原文】 嘉言[1]往乡，舟过一村落，见一少女子沙际捣[2]衣。注视[3]久之，忽呼停棹[4]，命一壮仆[5]曰："汝登岸潜近[6]女身，亟从后抱住，非我命无释手。"仆如其言，女怒且骂，大呼其父母出，欲殴之。嘉言徐谕[7]曰："我喻某，适见此女将撄[8]危症，故明救[9]，非恶意也。"女父母素闻喻名，乃止。喻问曰："汝女未痘乎？"曰："然。"喻曰："数日将发闷痘，万无可救，吾所以令仆激其怒者，乘其未发，先泄其肝火，使势少衰，后日药力可施也。至期，可于北城外某处来取药，无迟。"

越数日，忽有夜叩喻门者，则向[10]所遇村中少女之父也。言女得热疾，烦躁不宁之状。喻问："肤间有痘影否？"曰："不但现影，且现形。"喻慰之曰："汝女得生矣。"乃俾以托里之剂，其痘发透。此女得无恙[11]。

（选自清代高士奇《牧斋遗事》）

【注释】

[1] 嘉言：即喻嘉言。

[2] 捣（dǎo）：砸。

[3] 注视：集中视线观看。

［4］停棹（zhào）：停船。棹，即划船用的桨。

［5］壮仆：被役使的壮健的人。

［6］潜近：暗中靠近。

［7］徐谕：慢慢地告知。谕，旧时上告下的通称。

［8］将撄（yīng），即要得病。

［9］故明救：所以急用此法相救。

［10］则向：就是以前。

［11］无恙：未受病害。

【释义】 喻嘉言先生乘船往乡村去，路经一个村庄时，见一少女在河边洗衣。嘉言定睛看了好久，突然喊声停船，他对一名强壮的仆人说："你登上岸去，暗地里接近少女，从后面急忙抱住她，听我说话你再放手。"仆人照此去做，那少女愤怒挣扎，大声喊骂，并高声招呼父母，她父母出来一看，急欲殴打仆人。嘉言慢慢地解释说："我是喻嘉言，刚才看见你的女儿将有大病临身，因而用此法相救，并非恶意呀！"少女的父母素日听说喻嘉言的大名，便即刻放手。喻嘉言问道："你的女儿还没出过牛痘吧？"回答说："是啊。"嘉言说："近几天你的女儿要生闷痘，无法救治，所以我叫仆人激发她的怒气，是为了在闷痘未出之前，先发泄她的肝火，使病势减弱，再用药就容易收效了。等你女儿发病时急速到城北我家取药，不能耽误时间。"

刚过几天，突然有人深夜前来敲喻嘉言的门，正是下乡遇见的那位少女的父亲，一进门就说他女儿得了热病，出现烦躁不安的情形。喻嘉言问："皮肤间见到痘的影子了吗?"回答说："不但出现痘的影子，并且见到痘的形状了。"喻嘉言安慰他说："你的女儿有救了。"于是使用托里透表的药物治疗，少女服药后，痘毒透发，不久病就痊愈。

按： 喻嘉言先生不愧为一代名医，若非望诊如神，何尝有此奇诊奇治之妙。

【体会】文虽是典故，实说明了喻嘉言对这位女子"定睛看了好久"的这种认真望诊的态度对临床治疗的重要性。

以下引《医林典故》（山东科技出版社，1987年）。

何元长望色知溺

【原文】青浦何元长^[1]有医名，尤擅望闻之术。有金山^[2]面人某来求诊，元长曰："尔曾溺于水乎？"其人曰："然。"与之灌^[3]，即愈。

问："何以知其溺？"曰："望其色，黑而号^[4]；切其脉，沉而牢。此阴寒内袭，是以知其溺也。"

（选自清代吴德旋《初月楼闻见录》）

【注释】

[1]青浦何元长：见《何元长医德可嘉》注释。

[2]金山：县名，今属上海市。在上海西南部，南临杭州湾。

[3]灌：饮酒。《礼记·投壶》："当饮者皆跪，奉觞，曰：'赐灌。'"郑玄主："灌犹饮也。"

[4]黑而号：有水色的标志。

【释义】青浦县何元长先生医名昭著，他对望诊和闻诊有精深的研究。金山县有个病人来诊，元长诊毕说："你曾被水淹着过吗？"病人说："是啊。"何元长让他饮了几杯酒，病就好了。

病人问："怎么知道我被水淹着过呢？"何元长说："看你的面色有水色的标志，诊你的脉象实大弦长，这是阴寒触及内脏，所以知道你是被水淹着过啊。"

按：历代中医重视望诊，故四诊之中，望诊为首，古人多依据望诊而定病之浅深，今人于望诊多不细审，实乃望而未望者也。

三十六、甘草虽能调和诸药，但也不可误用

《本草纲目·草部第十二卷》说："诸药中甘草为君，治七十二种乳石毒，解一千二百般草木毒，调和众药有功，故有国老之号。"至今医界多有"甘草调和诸药""甘草和百药"的说法，故而不少人多习惯在中药处方中加入甘草一药。是处方中皆需要以此药来调和，或以此药来解毒？是真正需要在方中起一定作用，还是习惯所用？

甘草，最早出自《神农本草经》，认为其味甘平，入心、肺、脾、胃诸经，在现代中药学中属于补气药的范围，具有补脾益气、润肺止咳、缓急止痛、缓和药性的功效。其生者偏于清热，炙甘草则偏于补中。

《伤寒论》113方中，用甘草者达17方，陶弘景曰："此草为众药之主，经方少有不用者，犹如香中有沉香也，国老即帝师之称，虽非君而为君所宗，是以能安和草石，而解诸毒也。"（《本草纲目》）从中可见，古代对甘草一药的应用相当重视且多方有用，故有"国老"之称。

为什么甘草能调和诸药呢？首先从甘草的性味来分析，其属甘平无毒、性寒凉及温热之间的平性药物，它多和咸、苦、辛、酸味和寒凉、温热性药相配伍而起治疗作用，其用途之广、配伍应用之众是他药所不及的。

《本草纲目·草部第十二卷》说："盖甘味主中，有升降浮沉，可上可下，可外可内，有和有缓，有补有泄，居中之道尽矣。张仲景附子理中汤用甘草，恐其僭上也；调胃承气汤用甘草，恐其速下也，皆缓之之意。小柴胡汤有柴胡、黄芩之寒，人参、半夏之

温，而用甘草者，则有调和之意。建中汤用甘草，以补中而缓脾急也；凤髓丹用甘草，以缓肾急而生元气也。"

（一）甘草"功"的方面

1.现代应用甘草配伍十一法

（1）辛甘化阳法：常用的麻黄汤、甘草干姜汤、苓桂术甘汤等；

（2）酸甘化阴法：常用的芍药甘草汤、大定风珠、酸枣仁汤等；

（3）甘苦泻火法：常用的龙胆泻肝汤、导赤散、泻黄散等；

（4）甘寒生津法：常用的百合固金汤、养阴清肺汤、清燥救肺汤等；

（5）甘温化湿法：常用的平胃散、藿香正气散、二陈汤等；

（6）甘温助阳法：常用的四逆汤、回阳急救汤、附子理中丸等；

（7）甘平缓解法：常用的补中益气丸、六君子汤、参苓白术散等；

（8）辛甘降气法：如苏子降气汤、定喘汤、旋覆代赭汤等；

（9）辛甘温疏散风寒法：如麻黄汤、桂枝汤、九味羌活汤等；

（10）辛甘凉疏散风热法：常用的桑菊饮、银翘散、升麻葛根汤；

（11）甘香理气法：常用的逍遥散、柴胡疏肝散、四逆散等。

由上可见，甘草一药确实应用广泛。

2.甘草配方的临床应用

（1）酸甘化阴柔肝法：常用于各种慢性肝炎、肝硬化、肝癌及各种因肝阴虚而致的内、妇科病变（凡见有舌苔白腻或黄腻兼湿浊内阻皆不可应用此法）。常用甘草、白芍、当归、川芎各12克为主，再配合疏肝活络药皆能取效。因酸甘药配合能以养柔肝阴，这正合肝体阴用阳之说。

病案1：

常某某，女，38岁，山东省陵县农民，2005年8月28日就诊。

痛经一年，因情志不畅而致。曾服用逍遥丸等中西成药未效。

诊时说：每月经前一天至行经第一天腹痛加剧，呈阵发性剧痛，有时痛得周身无力，血色正常，夹有少量血块，得温则痛减。末次月经是本月的21日，现停经4天。舌苔薄白，脉沉细。

病机： 肝气瘀滞，气血不调。

治则： 疏肝理气，缓急止痛。

处方： 柴胡12克，白芍15克，香附12克，炙甘草15克，红花10克，川芎12克，当归12克，枳壳12克，玫瑰花12克，佛手12克，生姜12克。

水煎2次，日2次服，6剂。嘱患者在经前6天开始服用此药。

2005年10月12日：这次月经是9月20日来潮，9月15日开始服用上药。本次只是行经第一天腹痛不到一天，血块无。再以前方6剂，嘱还是下次月经前6天服药。

按： 1. 本案应用逍遥散加减而病愈。为什么患者在以前服用逍遥丸无效呢？观所用处方改为汤剂为原因之一，主要是方中重用了白芍及甘草的剂量，又将生甘草改为炙甘草，这样肝气得以疏达，痛得酸甘缓解而疼止病愈。

2. 酸甘化阴止痛法：用于治疗各种头痛、身痛、腹痛、女子痛经等属于阴虚、筋脉失养者，皆能取效。曾治郭某，女性，年40岁，每到晚上四肢连及全身有抽搐疼痛感，舌质正常，舌苔薄白，脉缓细无力。应用甘草15克，白芍15克，水煎服3剂，症状全消。

3. 酸甘化阴安神法：多用于心肾阴虚而致的心烦、心悸、少寐、头痛头晕、双目干涩、手足心热、舌红苔薄白、脉细或细弦。常以酸枣仁汤治疗，其中主要以酸枣仁、甘草各15克，取酸甘化阴安心神。

4. 酸甘化阴治子时发病法：近年来应用孙朝宗主任独创的酸

甘化阴法治疗子时发病证多取良效。孙主任以酸枣仁、甘草两药配伍，治疗夜半子时发病的胁腹痛、抽搐、哭泣、潮热、心胸痞满、泄泻、牙痛、心悸、失寐、脑鸣等有佳效。

病案2：夜半心气痛案

贾某，女，68岁，市民，1981年3月16日初诊。

一年前患冠心病心绞痛，经中西医多方治疗，病减而未瘥。近两个月来每逢夜半子时，心气掣痛，痛引左臂，心悸汗出，易惊易恐，凌晨一点钟后，病即转安，酣睡达旦，白天如平人，脉象虚弦，舌苔淡白。根据"心与胆通，心病怔忡，以温胆为主，胆病战栗癫狂，以补心为主"之意，治以安和心胆。处以：酸枣仁30克，生甘草10克。水煎一杯，夜间十点顿服。服药两剂，心痛大减，汗出亦微。原方服药6剂，心痛汗出皆止，寐已转酣，精神振作，停药观察。1990年12月3日追访，情况良好，再未发作（《孙朝宗医论集》，学苑出版社，2008年）。

（二）甘草"过"的方面

《素问·生气通天论》说："味过于甘，心气喘满。色黑，肾气不衡。"在这多食甘味而伤肾的思想指导下，历代补肾的方剂并没有配备甘草在中，我们常用的肾气丸、济生肾气丸、十补丸、右归丸、龟鹿二仙胶、七宝美髯丹、大补阴丸、左归丸、六味地黄丸等补肾药中皆有甘草。另外，甘草的反作用也应引起我们的重视，这方面近些年来也有不少报道。例如《陕西中医杂志》1987年第1期《国老亦有冷落时》一文，述及了不可应用甘草的5个方面，即：病势急而不宜缓者，气机壅滞而正不虚者，有形实邪内阻者，作用部位不相宜，配伍禁忌。

《本草经集注》："甘草，恶远志，反大戟、芫花、甘遂、海藻四物。"《用药就法》："中满禁用。"《本草经疏》："呕家忌甘，诸湿肿满病咸不宜服。"《药品化义》也说："味甘太甜，补药中不宜多用，恐恋膈不思食也。"即古人认为，湿盛胀满、浮肿者不宜用。

现代药理研究发现，甘草所含甘草甜素具有肾上腺皮质激素的作用，能促进水、钠、潴留和排钾增加，所以长期应用甘草会出现水肿、血压增高、血钾降低、四肢无力等症，这也说明肾病慎用甘草，是有一定道理的。

（三）体会

甘草一药有值得广泛应用的方面，也有不可用的方面，归纳起来应该注意以下几个方面：

1. 本草名言十八反"藻戟遂芫俱战草"中，虽然近代有不少报道指出甘遂可以与甘草合用、大戟可以与甘草合用、芫花可以与甘草合用，但还是谨慎为好，尤其应注意甘草的剂量。有报道在以上配伍中，大剂量会出现反作用，若量少则无反作用。既然前人有禁忌方面的记述，我们不可大意而随意配伍应用。

2. 熟悉掌握甘草的性味、功效及主治方面的特点，以及现代药理研究，以便临证时恰当使用，而不是每个处方中皆处甘草一药。

3. 酸甘化阴法中，甘草和酸味药的剂量比要恰当。

4. 嘈杂吐酸明显者，不宜用甘草。因甘草味甘甜，用之则助胃酸增多，嘈杂吐酸更重，尤其是蜜炙甘草更不可用。

5. 寒湿壅滞中焦而胃脘胀满者不宜用。因甘草味甘性缓，会令湿邪难解，胀满加剧，如用时必配伍温散之品方可。《汤液本草》说："甘者令人中满，中满者勿食甘。"

6. 热证实证需清热时要用生甘草，虚寒证需补益时则用炙甘草为宜。

由上所述，任何药物有它的特色，同时也有它的弊端。所以熟悉了解药物性味、功能特点以外，尚需掌握其不利的一面，方能临证取胜。

三十七、慢性咳喘不可误为只有肺所致

慢性气管炎、肺气肿、肺心病或比较严重的其他脏腑疾病，如某些恶性肿瘤、慢性肝肾疾病，常常伴有咳嗽难止、吐痰不断的情况咳嗽。有时吐痰只是表面症状，其病源不一定在肺，所以对咳喘进行认真辨证是十分必要的。

《素问·咳论》篇："五藏六府皆令人咳，非独肺也。"简明十二言将咳嗽的病机框定在五脏六腑之内，这对该病的系统认识，对指导临床实践起到了极其重要的作用，故有必要认真学习，以供我用。

（一）五脏六腑致咳的理论依据

为什么各脏腑皆可导致咳嗽？主要从以下几个方面解释：

1. 整体论：每一脏腑并非是一独立体，而是整体中的一员，从生理方面说能相互资生、协助，从病理方面则能以相互影响，所以本脏有病可影响他脏，他脏有病可以影响本脏。以此看来，其他脏腑有病影响肺而致咳也就在情理之中了。

2. 气血论：肺主气，一是呼吸之氧气，二是主全身之气，肺气正常则全身上下之气正常，全身之气不协调则势必影响局部肺气的正常。再者，气与血互为阴阳。若血的功能异常，就会影响局部肺的功能，这样，肺气异常即可致咳。

3. 藏象论：肺为水之上源，上源有病会影响下源，同样下源有病也会影响上源肺的功能。再者肺为娇脏，它不耐受任何邪气，其他脏器有病，势必上乘影响到肺，也会造成咳嗽。

（二）分述他脏致咳

1. 心致咳：《素问·咳论》篇："心咳之状，咳则心痛，喉中介介如梗状，甚则咽肿喉痹。"即是说，心致咳嗽，可出现心痛，咽喉梗阻，甚则咽喉肿痛，肺源性心脏病致咳的病例临床上经常见到。

病案1：

赵某某，男，65岁，2009年11月28日就诊。

咳嗽8年，近月加剧。在某医院诊为"肺心病"，经治疗效果不明显。咳嗽不得缓解，活动后加剧，上胸部胀闷，说话上气不接下气，吐痰量多色白，时有心悸不安，夜难入寐，食欲可，但是不能多食，食后胃部胀满，大便干燥，2~3日一行，舌质淡苔薄白，脉沉细缓无力。

病机： 心脾气虚，痰湿阻肺。

治则： 益心脾之气，化阻肺之痰以止咳平喘。

处方： 太子参15克，黄芪15克，白术15克，茯苓15克，当归15克，山药20克，莲子肉20克，五味子10克，桔梗10克，远志10克，薏苡仁20克，诃子12克。

水煎服，日1剂，6剂。

2009年12月6号：药后咳嗽明显减轻，仍少寐，大便干，3日未行。前方加瓜蒌20 g，如无其他异常情况可连服。

2010年1月10号：患者儿子来电话说，共服以上中药35剂，咳喘完全消除，饮食正常，还是入寐难。

2. 肝致咳：《素问·咳论》篇："肝咳之状，咳则两胁下痛，甚则不可以转，转则两胠下满。"即是说，肝致咳，可出现咳时两胁胀痛，转动可导致两胁满或痛。临证所见，肝气郁滞、肝火亢盛所出现的肝木侮金致咳也会时有出现。

病案2： 引高崇玉肝郁侮肺案

徐某，女，43岁，1990年2月6日初诊。

咳嗽一年余，每遇天冷或心情不畅便咳嗽不止，发作时，咽部干涩而痒，呈干呕，无痰或少痰。遇天气转暖或心情舒畅时则渐缓解，屡用止咳消炎药皆无效。近半年来发作频繁而来就诊，诊见：形瘦，面色少华，神情忧郁，咳嗽阵作甚至干呕，纳食差，舌质暗红苔薄黄，脉象小弦。

病机： 肝郁脾虚，肺失宣肃。

治则： 疏肝解郁，润肺止咳。

处方： 逍遥散加减。白芍12克，当归15克，云苓15克，柴胡15克，郁金15克，佛手15克，熟地20克，甘草5克。

服药3剂，诸证均减；4剂后，咳止证安。一月后咳嗽又发，但症情较前轻缓，服上方4剂而愈。

按：《素问·咳论》强调："五藏六府皆令人咳，非独肺也。"用逍遥散取效，由此体会审证求因、治病求本的深意无穷尽矣。

3. 脾致咳：《素问·咳论》篇："脾咳之状，咳则右胁下痛。"意思是说，脾致咳，可引起右胁下痛。临证中因脾虚失运、痰湿盛而土不生金或脾虚痰湿盛而壅肺致咳者经常出现。

病案3：

崔某某，女，56岁，2012年4月20日就诊。

咳嗽月余，服中西成药未效。

刻诊：咳嗽阵作，吐痰量多色白，周身无力，不欲饮食，食后胃脘胀满，口干无味，大便日2~3次，稀薄，时呈注水状，舌苔薄白，脉细缓无力。

病机： 脾虚失运，痰湿阻肺。

治则： 健脾助运，化湿止咳。

处方： 炒白术15克，姜半夏12克党参15克，茯苓15克，砂仁5克，薏苡仁20克，莲子肉20克，陈皮12克，木香10克，山药20克，诃子12克。

水煎服，日1剂，7剂。

2012年4月27日：服药后咳嗽基本消除，食欲已正常，胃胀明显减轻，仍大便日2次。再以前方加生姜12 g，大枣15 g，继服10剂。

2012年5月10日：服药后各症消除，饮食，二便皆正常。

按：此为典型的土虚不能生金案，脾土得健，运化正常，痰湿阻肺得祛，则咳痰自止。

4. 肾致咳：《素问·咳论》篇："肾咳之状，咳则腰背相引而痛。"意思是说：肾脏之咳，可导致腰背痛。笔者认为不是因咳嗽而致腰背痛，而应该是腰背痛肾虚而致咳才对，临证中因肾虚致咳者也会经常出现。

病案4：

王某某，男，70岁，2011年11月29日就诊。

咳嗽月余，近10天加剧，多次诊治服用中西药未效。

刻诊：咳嗽阵作，活动后加剧，气喘，喉中痰鸣，吐痰量少，色白，平时即腰酸背痛，头晕耳鸣，大便正常，小便每夜3~4次。舌苔薄白，脉沉迟细。

病机：肾气亏虚，纳气无权。

治则：益肾纳气，止咳平喘。

处方：山萸肉20克，山药20克，诃肉20克，补骨脂15g，巴戟天15克，续断20克，续断20克，桑寄生20g，炒杜仲15克，菟丝子20克，五味子10克，诃子12克。

水煎服，日1剂，7剂。

2012年1月7日：服药7剂，咳嗽基本消除，他证皆消。因患者不愿再服中药煎剂，求配药丸服用。

处方：山萸肉100克，菟丝子100克，山药100克，莲子肉100克，蛤蚧2对。

以上研为细末，炼蜜为丸。每次1丸，日3次。

2012年3月15日：患者儿子来电话说，现在各症皆消除，各方面情况良好。

按：肺主呼气，肾主纳气，肾气虚则纳气无权，故咳喘以活动后加剧，处方益肾气、补肾精，使纳气正常，则咳喘自平。

以上案例已充分证实了咳嗽"非独肺也"的正确性，故临证必须审因辨证，因脏制宜。

【体会】

从以上几个案例可以看出，慢性咳嗽一病绝不是肺脏一处所能概括其发病的，尤其是在慢性病中，其他脏腑有病而致咳的病例也是不少的。

三十八、应用柴胡之误

柴胡有疏肝解郁、和解退热、升举阳气之功，是我们中医临床常用的药物之一。笔者认为，"柴胡劫肝阴"之说，还是有一定道理的。如果注意到配伍应用、用药时间长短、用量大小的问题，还是可以辟柴胡之短而发挥柴胡之长，反之就会出现其伤阴的一面。所以本文将对柴胡肝阴的不同见解做以论述。

"柴胡劫肝阴"之说见于明朝张鹤腾《伤暑全书》的序言中，之后叶天士在《三时伏气外感》篇说："若幼科庸俗，但以小柴胡汤去参，或香薷、葛根之属，不知柴胡劫肝阴，葛根竭胃汁，致变屡矣。"从古至今，有些人说柴胡不可能劫肝阴，有的说柴胡确实以伤及肝阴，到底怎样认识此问题？

柴胡，也叫地熏、茈胡、山菜，柴草等，因产地及形状的不同又分为北柴胡、南柴胡。其味苦、辛，性微寒，无毒，归肝胆二经。其功效如下。

1. 清热解表：如柴葛解肌汤（《片玉心书》）、柴芩煎（《景岳全书》）能清解表里之热，故常用于外感发热。

2. 和解少阳：如小柴胡汤、大柴胡汤（《伤寒论》），治疗半表半里证及兼有胃肠实热便秘者。

3. 疏肝解郁：如逍遥散（《太平惠民和剂局方》）、柴胡疏肝散（《景岳全书》），用于肝郁脾虚血虚证。

4. 升举阳气：如补中益气汤（《脾胃论》）、升陷汤（《医学衷中参西录》），用于治疗脾胃虚弱、中气下陷证。

（一）柴胡伤肝阴的正方

1.《中药学》（中国中医药出版社）2010年）："柴胡其性升

散，古人有'柴胡劫肝阴'之说，阴虚阳亢，肝风内动，阴虚火旺及气机上逆者忌用或慎用。"

2.《重庆堂随笔》："柴胡为正伤寒要药……不可以概治阴虚阳越之体。"

3.《医医病书》："阴虚生内热，其热果系阴虚，尚可再用升提使上竭下厥哉？或曰：古人以柴胡治劳热，倘不见效验……直以柴胡退虚劳之热，误人不浅，若真阴虚之暮热而用柴胡，不死不止。"

4.另外，张景岳、张石顽、廖仲醇等皆言柴胡能"升阳劫阴"。

（二）"柴胡劫肝阴"的反方

1.《谦斋医学讲稿》："《本草再新》上提到（柴胡）宜畅气血，散结调经，以为人第知柴胡能发表，而不知柴胡能和里……至于柴胡虽然升散，因气味俱薄，未必有伤阴劫液的严重危害。"

2.《本经》：柴胡"去胃肠结气，饮食积聚，寒热邪气，推陈致新，久服轻身，明目益精"。

3.《日华子》：柴胡"补五劳七伤，除烦止惊……添精补髓"。

【体会】由上所述，"柴胡劫肝阴"的正方谓阴虚者忌用，如阴虚者用之有"不死不止"的严重后果；反方却认为柴胡虽有升散之功，但因气味俱薄，未必有伤阴劫液的严重危害，甚至有的还说久服轻身，还可以明目益精。

1. "柴胡劫肝阴"之说，虽然不少人提出反面意见，但是也有不少人认同，我们需要认真对待。笔者通过学习古今文献又结合临床实际，认为柴胡确有伤肝阴之弊。那为什么单说柴胡伤肝阴，而不说黄芩、黄连、大黄等伤肝阴呢？其原因有二。

①从柴胡的性味方面分析，味苦、辛。苦能清泄火热，辛味能散能行，散即发散，行即行气活血。所以从性味功效而言，泻火、发散、行气皆是属阳的功效，阳胜则阴伤，苦能化湿，这是大家共

知的，所以柴胡入肝经必伤及肝阴，就在情理之中了。

②肝脏的生理特点是"体阴用阳"，即肝体属阴，而且最易伤阴至肝阴亏虚，肝用属阳且肝最易亢盛，在肝阴极易亏虚及肝阳极易亢盛的情况下，如再遇辛苦伤阴之品，就可能加重肝脏阴伤的情形。

2. 处方配伍十分重要。柴胡如和解表药配伍，有发散解表的功能；如和理气药物配合，能疏肝解郁；如和活血药配伍，则增活血功能。只要短时间的应用、柴胡一般不会伤及肝阴，若病久阴血亏虚，长期使用则有损肝阴。

3. 柴胡虽然有伤阴的作用，但合理与养阴药、敛阴药、补血药配伍应用，也不会导致阴伤。小剂量的柴胡和多种养阴药或大剂量的养阴药配伍，就会避免出现阴伤的现象。

4. 应用柴胡时时取其特有的功效。例如从补中益气汤中取柴胡时取其升举阳气的功能，其用量仅是黄芪的五分之一，这也不会伤肝阴。

5. 柴胡有升举阳气的作用，阳动且升举势必会伤及阴，需引起注意。

6. 阴虚证或素体阴虚者，不可单独长期应用。只要辨证明确，又配合多种或大剂量的养阴，就可大胆应用此药。

三十九、辨证不清，不可误用小柴胡汤

小柴胡汤是我们临床中经常应用的方剂之一，由7味药组成，有和解少阳之功，是治疗少阳半表半里证的主方。有人认为小柴胡汤可治疗一切感冒，这样说太绝对了。任何一个好的方剂，都有它的针对性。小柴胡汤应用广泛，这无可厚非，但说它通治一切感冒病证也是不可取的，还是要认真针对其应用范围才不致误用。本文将小柴胡汤的原出处、应用及现代应用情况做以简介，再对该方应用的必用条件进行说明，以免误用。

《伤寒论·辨太阳病脉动证并治》："第96条，伤寒五六日，中风，往来寒热，胸胁苦满，默默不欲饮食，心烦喜呕……小柴胡汤主之。"后人多以此论将其应用于半表半里的少阳证。张仲景至101条又说："伤寒、中风，有柴胡证，但见一证便是，不必悉具。"这为后人应用小柴胡汤广开思路。

（一）少阳证辨解

少阳是指太阳经以内、阳明经以外的半表半里，故少阳证又称之为半表半里证。《伤寒论》中又主将少阳以小柴胡汤主之，后又将此证称之为小柴胡汤证。什么是小柴胡汤证？第96条所言"往来寒热、胸胁苦满、默默不欲饮食、心烦喜呕"即为四大主症，兼症即"或胸中烦而不呕，或渴，或腹中痛，或胁下痞硬，或心下悸，小便不利，或不渴，身有微热，或咳者"。

1. 往来寒热　无时、无规律的身体发热、发冷交替出现，也即一会儿冷一会儿热，体温可能会高，也可能体温正常。

2. 胸胁苦满　少阳经属于胆，胆又和厥阴肝相表里，这样肝、胆二经同时受邪，因肝、胆经布于两胁，所以其经脉受邪后会出现胸胁苦满症。苦即痛苦之义，满即胀满。

3. 默默不欲饮食　肝、胆二经受邪，肝木乘制脾土，伤及脾胃致收纳运化功能失常，而现沉默不语，不欲饮食。

4. 心烦喜呕　此心烦并非指心脏病之心悸，而是指胃脘部烦乱，胃气上逆而现呕吐或恶心。

少阳证既不能用太阳经的发汗法，也不适于阳明里证的清泻法，所以张仲景对这种少阳的半表半里证，不用汗、清两法，而创出了这种和解法，立方剂为小柴胡汤。

（二）小柴胡汤的组成和方解

《方剂学》中小柴胡汤组成：柴胡半斤（24克），黄芩三两（9克），人参三两（9克），甘草三两（9克），半夏半升（9克）、洗，生姜三两（9克）、切，大枣擘，12枚（4克）。

柴胡：味苦辛、微寒，辛能疏散，苦能清泻，入肝胆经，疏散清泄少阳之邪，疏达郁滞之气机。黄芩：味苦性寒，清泄少阳之邪气，化解肝胆之湿浊。柴胡和黄芩合用，一者升散，一者降泄，共祛半表半里之邪气。人参、大枣、炙甘草：补气健脾，外邪的侵入是因内虚所致，根据"正气内存，邪不可干"之理，扶正以祛邪。半夏、生姜：和胃气，降逆气。以上诸药相合，上焦得通，中焦得和，津液得荣，肝胆得利，少阳即解。

（三）《伤寒论》中小柴胡汤的应用

《伤寒论》中述及小柴胡达18条，其中具备少阳4个症状而应用小柴胡汤者，只有第96条；第100条只论及脉弦而无症状以小柴胡汤主之，第98条讲误下后的变证不可应用小柴胡汤，其余15条皆是"但见一证便是"应用小柴胡汤治疗。

现代对小柴胡汤证的临床应用更加广泛。例如《经方研究》（山东科学技术出版社，1989年）中以小柴胡汤治疗而起效的病例报道达30条，其中具备"但见一证便是"的病例有21个，以小柴胡汤原方剂应用者2个，以小柴胡汤加入他药者28条。其中2个为外科病例，2个耳科病例，1个眼科病例，1个妇科病例，其余24个均为内科病例，内科病中以消化系统、泌尿系统疾病为多。从而可见，小柴胡汤的应用范围，并非只在伤寒、中风后，也并非皆是具备"但见一证便是"，也并非只有内科病。但总的应用原则，皆不能脱离小柴胡汤和解少阳，即和解肝胆的总则。

【体会】应用小柴胡汤时，我们应注意以下几点：

1. 认定少阳证，必须结合脏腑辨证、气血津液辨证，绝不可以"但见一证便是"为依据而诊为少阳病。很多疾病的症状是这四证之中的一证，例如口苦咽干多在消渴、胸痹、淋证等中出现，往来寒热也多在腹泻、呕吐、头痛之中出现，默默不欲饮食一症更是见于诸多的内、妇、儿各科的疾病中，所以绝不可死板地认定"但见一证便是"去应用小柴胡汤。

2. 在没有外感的情况下如何应用小柴胡汤？除了俱备四个主症中的一个或多个以外，必须系肝胆气滞所致的湿热内阻或气血互结。

3. 小柴胡汤有和解少阳的作用，其中柴胡能劫肝阴，半夏能化湿伤阴，黄芩更是苦寒燥湿有伤阴的作用。因肝"体阴用阳"，在肝阴极易亏耗的情况下或遇阴血亏虚之体质，应慎用该方或在该方基础上配合养阴药同用。

四十、辨清标本以防误治

"标"和"本"用于掌握疾病的变化及治疗的先后主次。标本二者的关系是相对的、多方面的，例如，从疾病邪正双方来说，人体的正气为本，致病邪气为标；从发病的部位来讲，发病的内部脏腑为本，体表症状为标；从病因与症状方面来说，病因为本，症状为标；从发病的先后来讲，发病先者为本，发病后者为标；两种不同的慢性病同存时，症状轻微者为本，症状急重者为标；两种疾病如同时出现，慢性病为本，急性病为标。可以说，这种标本的分辨，对制定正确的治疗起到极其重要的作用。《素问·标本病传论》说："知标本者，万举万当，不知标本者，是谓妄行。"

在辨清标本的前提下，如何制定治疗法则也是非常重要的一环，在急则治标，缓则治本，治病必求本的治疗思想指导下，可有以下三个方面的治疗方法：

（一）急则治标

在本的方面症状并不严重，或素有严重的旧病。标的症状最为严重的情况下，可先治标，待标的方面得到控制，再进行治本的一方面。例如一乙肝病毒携带者，本病只是肝气郁、湿热盛，只有口干口苦、周身无力等几个轻微症状，近几天突发牙痛严重、牙龈红肿，是胃火炽盛所致。在治疗时就制定了先清胃火止痛治标，待胃火消牙痛止再疏肝清湿热以治本。《金匮要略》中说："夫有痼疾，加一卒病，当先治卒病，后乃治其痼疾也。"

（二）标本同治

在本病及标病的症状皆不严重时，治本不伤标、治标不伤本的情况下可选用此法。例如乙型肝炎患者本病是肝郁、湿热内蕴而出现口干口苦，周身无力。标病的一方面是几天外感风热，出现的咽喉痛、鼻塞、咳嗽、吐黄痰。可清解肝郁湿热及辛凉解表同时进行，这种标本治法，二者皆无伤，但二者又皆可取效。

（三）只治本不治标

在本病的各症非常明显，标的一方面非常轻微，只治本的一方并不影响标的一方时，可选用此法。例如乙型肝炎患者，也是肝郁湿热内蕴所致的口苦口干、周身无力，近几天牙痛，但并不严重，牙龈无红肿。在这种情况下，只采取清泻肝内湿热法，根本不需清泻胃火止牙痛，同样会因本病被治疗，标病也痊愈。

对标本不易分辨，容易误治的案例以说明。

病案1：

巩某某，女，49岁，2019年3月29日就诊。

头痛40多年，从上小学时即时有头痛。近一年来明显加重，头痛以后脑及头顶明显，每天约痛3~4次，每次可持续十几分钟，并伴有耳鸣、腰背痛、双目干涩。脑CT及各种西医所查均为正常，血压正常。轻度脂肪肝，月经已停10个月，饮食正常，二便正常，舌质正常，舌苔白腻，脉沉细。

病名： 头痛。

病机： 肝肾阴虚，血络被阻，湿浊内蕴。

治则： 第一步先化湿浊，第二步补肝肾、活络止痛。

处方： 泽泻20克，猪苓15克，炒白术20克，云苓15克，桂枝8克，车前子（包）20克，莲子20克，炒山药20克，苡仁20克 浙贝15克，大黄10克，瓜蒌20克。

14剂。

2019年4月16日（二诊）：药后头痛等伴有症状依然，舌苔薄腻色白，脉沉细，再以前方14剂。

2019年5月3日（三诊）：药后头痛等伴有症状依然如故，舌苔薄白，脉沉细。

处方： 萸肉20克，炒山药20克，熟地30克，泽泻15克，丹皮10克，云苓15克，川芎15克，当归12克，枸杞20克，女贞子20克，菊花15克，龟板30克。

14剂。

2019年5月21日（四诊）：药后头痛等伴有症状皆减轻，舌苔薄白，脉沉细，仍以前方30剂。

按： 本案巩某某的头痛病，按标本辨证，头痛、耳鸣、目干、腰痛是标，肝肾阴虚是本。患者体内湿浊内蕴，只是从舌苔上有表现，这即为我们辨标本增加了极大的困难，所以如果不注意到这湿浊内蕴的一方面，肯定从治本、滋补肝肾入手，养阴药的投入势必会造成了养阴助湿的局面。凡遇到类似情况，就好比前进道路上有障碍，障碍不除，前进不能，只有彻底将障碍清除掉，才会畅通。本案先治标祛湿浊，待湿浊祛再治本而取效。

病案2：

张某，男，47岁，2018年4月3日就诊。

双膝、双肘关节痛5年，每阴雨天加重，严重时行走都困难，西医诊断为风湿性关节炎，近月来无阴雨天气也痛，站立或走不过100米即得坐下，伴有腰背痛、头晕阵作。近月来从膝关节痛重开始则不欲饮食，稍食多即胃脘胀满约半个小时，二便正常，舌苔薄白，脉沉缓无力。

病机： 风湿袭络，肾气亏虚，脾胃气虚。

治则： 先健脾和胃，待胃的胀消后再祛风湿补肾气。

处方： 太子参15克 炒白术20克，云苓15克，半夏10克，陈皮10克，木香10克，砂仁5克，炒枳壳12克，炙甘草10克，炒麦芽15克。

14剂。

2018年4月22日（二诊）：药后食欲增，胃脘胀满消，再以祛风湿止痛，补肾气治之。

处方： 独活12克，寄生20克，秦艽12克，防风10克，细辛3克，川芎15克，桂枝12克，木瓜10克，菟丝子20克，川断20克，补骨脂15克。

14剂。

2018年5月8日：药后双膝痛、腰痛均较前减轻，饮食正常，再以前方14剂。

按：本案例为风湿痹证，风寒湿内侵肾虚为本，膝关节痛，腰痛为本就诊时不欲食、食后胀满虽不严重，但如果只是祛风湿止痛益肾，必定会伤及脾胃，所以在这种情况下必定要按照"兵马未动，粮草先行""万事从缓先安炉灶"的指导思想，先治标将后天脾胃处理好，使饮食正常再治本。

附录

附录1：《医中百误歌》语译

　　"医中百误歌"出自清朝程国彭所著《医学心悟》的首卷首篇。程氏当时尝观医林中"勤求古训，博采众方"有精良医术救人无数的良医虽然很多，但也有一些庸医误治、害人，故积几十年临床医疗经验，于清朝雍正十年（1732年）刊刻出《医学心悟》一书。书中《医中百误歌》，可谓言简意赅，文辞通达，朗朗上口，便于背诵。

　　今将全文语译于下，希望对当今初学中医者，在职的中医工作者，西学中者于临床工作中有所裨益。

　　原文：医中之误有百端，漫说肘后尽金丹，先将医误从头数，指点分明见一斑。

　　语译：医生在诊治病人的过程中，会出现很多错误的地方，你不要以为医生手下都是灵丹妙药，在此我先将医生容易产生错误的地方从头说起，一点一点地指出并加以说明。

　　原文：医家误，辨证难，三因分证似三山，三山别出千条脉，病有根源仔细看。

　　语译：医生诊治疾病的失误，在于难以辨证。例如三因辨证，即内因、外因、不内外因的辨证，就好像三座大山，而三山又别生出千万条支脉，所以治病必须从根源上仔细辨识。

　　原文：医家误，脉不真，浮沉迟数不厘清，却到厘清浑又变，胸中了了指难明。

　　语译：医生诊疗中的失误，在于切脉不准确，浮沉迟数没有分辨清楚，等到分辨清楚时，脉象又改变了。感觉心里好像清楚了，但手指下却分不明白。

原文：医家误，失时宜，寒热温凉要相时，时中消息团团转，惟在沉潜观化机。

语译：医生诊疗的失误，在于不能因时制宜地运用寒热温凉方药，应观察春、夏、秋、冬四季不停的运转变化，只有深沉思索才能观察出变化的迹象。

原文：医家误，不明经，十二经中好问因，经中不辨循环理，管教阳证入三阴。

语译：医生诊疗中的失误，在于不明经络。如果熟知十二经络，是很容易找到病因的；如果不了解经络循行的规律，很容易辨证失误，阳证当成三阴经误治。

原文：医家误，药不中，攻补寒温不对证，实实虚虚误非轻，举手须知严且慎。用药相反，厥祸最大。

语译：医生诊治疗中的失误，在于用药的不恰当，攻伐、滋补、寒凉、温热不对症，使实证误补更实，使虚证误用攻伐，导致机体更加虚弱，所以我们遣方用药应该严谨慎重。

原文：医家误，伐无过，药有专司切莫错，引经报使本殊途，投剂差讹事辄复。

语译：医生诊疗中的失误，在于攻伐人体无病之处。每味药物都有独特的功用，一定不能用错地方，引经报使药物本来就会走不同经络、入不同脏腑，如果用药出现差错，就会使病情加重或反复。

原文：医家误，药不称，重病药轻轻反重，轻重不均皆误人，此道微乎危亦甚。

语译：医生诊疗中的失误，在于用药剂量与疾病的轻重不对称。病重的用药量轻，病轻的用药反而重，用药轻重不恰当，都会贻误病人，用药轻重看起来微不足道，其实它对于诊治疾病的危害是很大的。

原文：医家误，药过剂，疗寒未已热又至，疗热未已寒更生，劝君举笔须留意。

语译：医生诊疗中的失误，在于用药超过了治疗疾病所需的剂量，以致于治疗寒证的时候，寒证没有治好又出现了热证；治疗热证的时候，热证没有治好反而出现了寒证，奉劝为医者遣方用药务必留心、注意。

原文：医家误，失标本，缓急得宜方是稳，先病为本后为标，纤悉几微要中肯。

语译：医生诊疗中的失误，常因为没有弄清楚疾病的标与本，只有把"缓则治本，急则治标"的治疗原则运用恰当，临床治疗才能更加稳妥。对于先病为本、后病为标等有关疾病的标本问题，必须深入细致地详细了解，才能使诊断更加准确，从而治疗才能取得好的效果。

原文：医家误，舍正路，治病不识求其属，壮水益火究根源，太仆之言须诵读。

语译：医生诊疗中的失误，在于放弃了正确的治疗方法，诊治的时候不懂得识别疾病的根本属性，治病求本，采用滋阴壮水、扶阳益火这些从根源上的治疗方法，王太仆的论述应该诵读熟练。

原文：医家误，昧阴阳，阴阳极处没抓拿，亢则害兮承乃制，灵兰秘旨最神良。

语译：医生诊疗中的失误，在于不明白阴阳变化的规律，当阴阳消长处于极点处就没有主张了，阴阳中的一方面亢盛就会产生危害，只有相互制约才能克制其危害，《黄帝内经》所讲的道理是极其神妙精辟的。

原文：医家误，昧寒热，显然寒热易分别，寒中有热热中寒，须得长沙真秘诀。

语译：医生诊疗中的失误，在于弄不明白复杂的寒证和热证，明显的寒热证候自然容易区分辨别；而寒中挟热、热中挟寒等寒热错杂证，就需要掌握《伤寒杂病论》中的真实秘诀才能辨别清楚。

原文：医家误，昧虚实，显然虚实何难治，虚中有实实中虚，用药东垣有次第。

语译：医生诊疗中的失误，在于弄不明白虚证和实证。很明显的虚实证治疗有什么困难呢？不容易分辨的是较为复杂的虚实夹杂证，对于这些虚实夹杂证，李东垣用药是有次序的。

原文：医家误，药姑息，证属外邪须克治，痞满燥实病坚牢，茶果汤丸何所济。

语译：医生诊疗中的失误，一概使用平淡轻缓的药物，结果姑息养患，致病情加重。如果是外邪引起的表证，必须以解表祛邪法来治疗；对于痞满燥实、邪盛病重的里实痼疾，必须用攻下法来治疗；如果只用茶果汤丸一类清淡平缓的方药，能起什么作用呢？

原文：医家误，药轻试，攻病不知顾元气，病若祛时元气伤，似此何劳君算计。

语译：医生诊疗中的失误，在于轻率使用药物。使用攻伐药物的时候不懂得顾护元气，感觉疾病好像祛除了，元气却受到了损伤，如果是这样的话还需要您来治疗吗？

原文：医家误，不知几，脉动证变只几希，病在未形先着力，明察秋毫乃得之。

语译：医生诊疗中的失误，在于不知道疾病将要发生的征兆。脉象和病情的变化是极隐秘的，病情在还没有表现出来之前，就需要先尽力防治，只有这样明察秋毫才能够及时预防病情的发生。

原文：医家误，鲜定见，见理真时莫改变，恍似乘舟破浪涛，把舵良工却不眩。

语译：医生诊疗中的失误，在于缺少一定的主张，觉得治法恰当时就不要改变，就像乘着船冲破波涛汹涌的大浪，优秀的舵工是不会晕眩的。

原文：医家误，强识病，病不识时莫强认，谦躬退位让贤能，务俾他人全性命。

语译：医生诊疗中的失误，在于勉强识别疾病，对疾病的病证还不确定时就不要勉强去确认疾病，应该谦虚地把位置退让出来，让贤才有能力的医生诊治，这样才会使病人保全性命。

原文：**医家误，在刀针，针有时宜并浅深。**

译文：医生诊疗中的失误，在于对用刀法及针灸的不熟练，针刺要适合当时的情况，并且要注意进针的深浅度。各种各样的肿毒治疗时都要先用隔蒜艾灸，在头面之上的就用神灯火照法治疗。

原文：**医家误，薄愚蒙，先王矜恤是孤穷，病笃必施真救济，好生之念合苍穹。**

语译：医生诊疗中的失误，在于对穷困的病人态度冷漠。先王同情救济的是孤独穷困的人民，对病情重者一定要给与真诚的治疗。上天有好生之德，救死扶伤是符合上苍之意的。

原文：**医家误，不克己，见人开口便不喜，岂知刍荛有一能，何况同人说道理。**

语译：医生诊疗中的失误，在于不能克制自己的言行，听见别人议论就不高兴，难道不知道割草、砍柴的人尚有一技之长，更何况同行之人讨论医学道理呢？

引言：**医家误未已，病家误方兴，与君还细数，请君为我听。**

语译：医生的失误还没有妥善处理完，病人的差错又开始发生了。我给你详细说出来，请仔细听个明白。

原文：**病家误，早失计，初时抱恙不介意，人日虚兮病日增，纵有良工也费气。**

语译：病人的失误，在于耽误了发病之初治疗的最佳时机。开始患病的时候不放在心上，会导致身体一天一天虚弱，病情日渐加重，这时候即使医术高明的医生治疗，也要花费很大的气力。

原文：**病家误，不直说，讳疾试医工与拙，所伤所作只君知，纵有名家猜不出。**

语译：病人的失误，在于不直接说清自己的病情，反而隐瞒自己的疾病来检验医生诊断水平的高低。疾病如何染上的，如何发作的，只有病人自己最清楚，即使很有名望的医生不通过问诊也是猜测不出来的。

原文：病家误，性躁急，病有回机药须吃，药既相宜病自除，朝夕更医也不必。

语译：病人的失误，在于性情急躁，当疾病有好转时，应该继续服药，药既然对症，疾病自然会消除，频繁地更换医生是没有好处的。

原文：病家误，不相势，病势沉沉急变计，若再蹉跎时日深，恐怕回春无妙剂。

语译：病人的失误，在于不能观察病势的变化。当病势加重时，应当及时改变治疗方法，如果再耽误时机，病情就会更加危重，到那个时候即使有妙手回春的医生也没有治疗的好方子了。

原文：病家误，在服药，服药之中有窍妙，或冷或热要分明，食后食前皆有道。

语译：病人的失误，在于服药方法不当。服药也有不同的方法，根据病情有的药物当冷服，有的要热服，需要弄清楚。有的药需要饭前服用，有的需要饭后服用，这些都是有一定原则的。

原文：病家误，最善怒，气逆冲胸仍不悟，岂知肝木克脾元，愿君养性须回护。

语译：病人的失误，在于容易生气发怒，气机逆乱上冲胸部还不醒悟，哪里知道肝木太过就容易克制脾土，损伤脾中元气。希望您能修身养性，保持心情舒畅来养护精气。

原文：病家误，苦忧思，忧思抑郁欲何之？常将不如己者比，知得雄来且守雌。

语译：病人的失误，在于经常忧愁思虑。忧愁思虑、情志抑郁，想要什么呢？要经常和不如自己的人相比较，虽然知道什么是雄强，却要安守雌弱。

原文：**病家误，好多言，多言伤气最难痊，劝君默口存神坐，好将真气养真元。**

语译：病人的失误，在于喜欢多说话，话说过多，容易耗伤中气，这样就很难恢复健康。奉劝您静坐以保养精神，以便用中气充养元气。

原文：**病家误，染风寒，风寒散去又复还，譬如城郭未完固，那堪盗贼更摧残。**

语译：病人的失误，在于感受风寒，风寒刚刚散去又重复感受，这就像城墙还没有建设好，哪经得住盗贼来破坏呢。

原文：**病家误，不戒口，口腹伤人处处有，食饮相宜中气和，鼓腹含哺天地久。**

语译：病人的失误，在于饮食不忌口。饮食不当伤害人体健康是常有的事。只有饮食适宜，中焦脾胃之气才能调和，如能挺腹而漫游，含着食物嬉笑，就可以像天地一样长久。

原文：**病家误，不戒慎，闺房衽席不知命，命有颠危可若何，愿将好色人为镜。**

语译：病人的失误，在于有些人不节制房事。房事过度，不知爱惜自己的生命，一旦生命处于极度危险的时候，能怎么办呢？希望能将那些贪恋女色的人的后果作为借鉴。

原文：**病家误，救绝气，救气闭口莫闭鼻，若连鼻子一齐扪，譬如入井复下石。**

语译：病人的失误，在于抢救昏迷时的方法不对。抢救昏厥之人，应使病人闭上口，但是不能堵塞鼻子，倘若连同鼻子也一起堵住，就好像有人落入井中，又往井下扔石头一样。

引言：**两者有误误未歇，又恐旁人误重迭，还须屈指与君陈，好把旁人观一切。**

语译：医生病人都有失误的地方，他们的失误还没有完全讲完，而恐怕旁人又添失误。所以还需一一跟您陈述，以便把旁人的一切失误都看清楚。

原文：旁人误，代惊惶，不知理路乱忙忙，用药之时偏做主，平时可是学岐黄。

语译：旁人的失误，在于替代病人的惊恐惶惑，不知道治疗正确的经过，却胡乱慌忙，遣方用药时又乱做主张，试问这种人平时可是认真地学习过中医经典理论吗？

原文：旁人误，引邪路，妄把师巫当仙佛，有病之家易着魔，到底昏迷永不悟。

语译：旁人的失误，在于指引病家走错误的治疗路子，把装神弄鬼骗取财物的巫师当作神仙活佛。有的病家求医心切，容易被巫师迷惑，这种人到尽头还是糊涂不清，不清楚是怎么回事。

引言：更有大误药中寻，与君细说好留神。

语译：更有大的失误，可以从药物方面寻找出来，我愿与您仔细述说，以便引起注意。

原文：药中误，药不真，药材真致力方深，有名无实何能效，徒使医家枉用心。

语译：药材方面出现的失误，在于药材不地道，或次品或假药。药材纯正才能起到好的治疗效果，有名无实的伪劣药材怎么能达到治疗效果呢，这不是让医生枉费心力吗？

原文：药中误，失炮制，炮制不工非善剂，市中之药未蒸炒，劝君审度才堪试。

语译：药物方面出现的失误，在于失去了正确的炮制方法。如不经过精心的炮制，就不是好的治疗药物，而市面上出售的药物很多该蒸的不蒸，该炒的不炒，都没有炮制。奉劝医生对药物炮制要调查清楚，弄清楚后才可以使用。

原文：药中误，丑人参，或用粗枝枯小参，蒸过取汤兼灌锡，方中用下却无功。

语译：药物方面出现的失误，在于使用质量低劣的人参。有的用粗制的枝条干瘪的小人参，更有甚者，将蒸过取了参汤的参，再灌入锡以增加重量与光泽。这样，处方中虽然应用了人参，但也会没有一点疗效。

原文：**药中误，秤不均，贱药多兮贵药轻，君臣佐使交相失，偾事由来最恼人。**

语译：配药时的错误，在于药物的剂量称不准确，将价格低廉的药物多称，价格昂贵的药少称，这样就把君臣佐使的配方原则失掉了。干这样只为了赚钱的坏事，历来就是最使人恼恨的。

引言：**仍有药中误，好向水中寻，劝君煎药务得人。**

语译：还有药物方面的失误，要好好地从煎药的水中去寻找原因，奉劝您煎药时一定要用人得当。

原文：**煎药误，水不洁，油汤入药必呕哕，呕哕之时病转增，任是名医审不决。**

语译：煎药中的失误，在于水不清洁。如让油汤进入药中，必然引起恶心呕吐，这个时候病情反而加重，任凭名医详查也不好认定是什么原因。

原文：**煎药误，水频添，药炉沸起又加些，气轻力减何能效，枉怪医家主见偏。**

语译：煎药中的失误，在于频繁地添加水。每当火炉上的药汁沸腾时，又加进一些水，这样会致使药效降低，怎么能有疗效呢？病人反而错误地责怪医生的诊疗思路不正确。

原文：**此系医中百种误，说与君家记得熟，记得熟时病易瘳，与君共享大春秋。**

语译：这些都是诊疗过程中容易出现的失误，介绍给大家，请你们熟记在心。如此就能避免出现错误，疾病就容易痊愈，从而使大家共享健康长寿的欢乐。

附录2：王玉生新编医中百误歌

医中之误有百端，　医生在行医诊疗当中，会出现很多的误治。

慢说差错出何间，　让我们慢慢地说一下哪里容易出现差错。

理论不清为首条，　中医理论学习不好是误诊治的主要原因。

中医特点丢一边，　不要把中医学的基本特点丢在一边不学。

治未病与整体观，　中医学的基本特点有治未病和整体观念。

辨证论治是顶尖，　其中辨证论治才是中医治疗的重要特点。

基础理论最重要，　平时学习好中医基础理论这方面很重要。

基本功好出实践，　打好这些基本功才能很好应对临床实践。

阴阳五行贯始终，　阴阳和五行的学说贯穿于整个诊疗之中。

脏象经络不空谈，　脏象和经络理论是紧密联系临床实践的。

五脏属阴六腑阳，　五脏是藏而不泻属阴，六腑泻而不藏属阳。

功能不同记心间，　各脏腑的生理功能及病理变化牢记心中。

四诊好比导航仪，　认真的望闻问切四诊就像诊病的导航仪。

再去辨证找航线，　然后再去辨证论治才会找好治疗的方向。

航线找好方向明，　辨证正确才会制定出正确的治疗法则。

直达目标会出现，　这样才会治达病所而达到好的治疗效果。

三因学说要学透，　内因外因不内外因的致病原理要学透彻。

切莫忽视求疾源，　制定治则的时候不能忽视治病必求于本。

十问不全难参考，　景岳全书中十问歌的问诊没有问及全面。

主症追根问全面，　对患者的主症要从发病根源起全问清楚。

舌质色体没细看，　舌质的颜色胖瘦大小，没有认真地去观察。

淡虚红热紫黑瘀，　舌质淡白属虚证，红色属热，紫黑属瘀。

苔厚薄白黄不见，　舌苔的厚薄，和白色黄色如果都看不清楚，
怎能辨别湿热兼，　怎么能辨别是湿证热证还是虚证实证呢？
诊脉千万别应付，　脉诊对疾病诊断很重要，绝不能应付了事。
细心三关脉互参，　要细心诊察三关（寸关尺）脉象的变化。
三部九候脉切记，　切脉对三部九候脉的脉象要分别记清楚。
滑涩结代细分辨，　浮沉迟数滑涩弦芤结代等脉象要分清楚。
脉诊如失这一关，　在辨证中如果不诊脉军一样。
好比战场空海完，　就好比在战争中失去了制海权和制空权。
表里寒热虚实纲，　表证里证寒证热证虚证实证这六个方面。
总统阴阳是终点，　还是要以阴阳统率上六纲组成八纲辨证。
治表治里如何订，　治疗表证还是治疗里证等治疗法的制定。
先表后里是一般，　一般情况下是先治疗表证再去治疗里证。
气血津液关系网，　人体的气血津液相互关联，是组成关系网。
相互之间是关联，　它们既是相互依存又是相互影响的关系。
脏腑生理弄不清，　各个脏腑复杂的生理功能如果学习不好，
病理变化更无谈，　那极其复杂的病理变化更谈不上搞清楚。
这样治愈难上难，　如果是这样，要想治愈疾病那是难上加难。
再谈几句可参考，　另外再谈几句话请诸位同仁做一下参考。
中西结合几十年，　这几十年来中西医结合呼喊的口号很大。
理论难合是关键，　中医西医有独立的理论体系，是难以融合。
只是中西药混用，　这种中西医结合只是治疗时中西药混用，
辨证论治放一边，　这种中西医结合把中医的辨证论治丢弃。
查出炎症去消炎，　如果查出炎症就去用中药消炎解毒治疗。
体温升高寒凉上，　如遇到体温升高一律应用寒凉药去清热。
美其名曰中西全，　这种治疗还美其名曰中西医结合的全才。
沿着中医本色走，　作为中医工作者必须要沿着中医本色走。
岐黄道路会更宽，　这条中医道路会越走越宽，治愈率也更高。

此文医中多处误，本文谈及在中医诊疗中容易出现的失误。

我们全要细心看，我们在临床诊疗中都要注意，和仔细看待。

记得熟时病易瘳，熟记这些失误点去应对才会取得好疗效。

愿君奔好中医路，祝中医界同仁认真沿着中医理论走下去。

定会迎来大秋天，我们一定将会迎来像秋天一样的大丰收。